내 몸의 스위치를 켜라
한방으로 끝내는 다이어트의 비밀

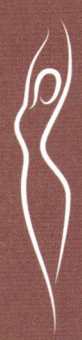

목 차

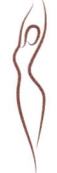

프롤로그: 이 책을 펼치신 당신에게 · 6

PART 1. 다이어트, 왜 이렇게 어려운가? · 9

1 장. 다이어트 실패의 과학: 당신은 잘못이 없다 · 10

왜 나는 먹기만 하면 살이 찔까?: 개인의 특성과 호르몬의 역할 · 11 | 체질과 유전자: 내 몸은 살이 찌도록 설계되었는가? · 15 | 내 체중은 무엇으로 이루어져 있을까? 체수분, 단백질, 무기질, 그리고 체지방 · 17 | 체중 조절의 핵심: 미토콘드리아 · 20

2장. 다이어트 속설, 그것이 궁금하다 · 25

다이어트의 적은 탄수화물? 지방? · | 아침을 굶으면 점심 폭식으로 더 살찐다? · 28 | 밤에 먹으면 더 살찐다? · 30 | 단식하면 폭식한다?: 간헐적 단식의 오해 · 33 | 땀을 흘려야 살이 빠진다? · 36 | 체지방을 태우려면 운동을 오래 해야 한다? · 38 | 소아 비만은 크면 저절로 빠진다? · 41

PART 2. 다이어트 한약: 건강한 체중을 향한 해답 · · · · · · · · · · · · · · · 45

3장. 한의학에서 바라본 비만: 체질개선과 해독의 힘 · · · · · · · · · · · · 46

비만은 질병이다: 한의학의 관점 · 46 | 다이어트 한약의 핵심 원리: 대사 촉진, 식욕 조절, 체내 독소 배출 · 50 | 특허받은 한약, 공비진약(共飛進躍) · 53 | 다이어트와 체력 보강을 동시에 · 53 | 현대 과학이 검증한 한약 재료의 효능: 미토콘드리아와 장 건강 · 58

4장.장. 다이어트 약 vs. 시술 vs. 한약: 당신의 선택은? · 61

1. 식욕억제제: 의존성과 위험성 · 61 | 2. 지방흡수억제제 등: 영양소를 '차단'하는 약물의 함정 · 64 | 3. 또 다른 약물들: 보상회로 차단과 그 위험성 · 65 | 4. GLP-1 유사체: 혁신인가, 위험한 지름길인가? · 67 | 5. 지방흡입/지방분해주사: 근본을 외면한 국소적 해결 · 70 | 6. 다이어트 한약: 몸의 균형을 되찾는 근본적인 해답 · 73

PART 3. 한약과 함께하는 다이어트 전략: 먹고, 움직이고, 쉬는 법 · 77

5장. 무엇을, 어떻게 먹을까?: 영양의 진실과 식습관의 힘 · 78

3대 영양소의 재발견: 탄수화물, 단백질, 지방 · 78 | 식이섬유와 당지수(GI): 살 안 찌게 먹는 법 · 82 | 유행하는 다이어트 식단 총정리: 저탄고지, 간헐적 단식, 비건, 지중해식단 등 · 84 | 마이플한의원의 다이어트 식단 전략: 저탄고지와 간헐적 단식의 조화 · 93 | 식습관의 힘: 마인드풀 이팅, 먹는 순서, 식사일지 기록법 · 96

6장. 운동, 효과를 극대화하는 최소한의 방법 · 100

근손실 없이 체지방만 빼는 법 · 100 | 운동의 종류와 강도: 유산소 vs. 무산소, 고강도 vs. 저강도 · 103 | 최적의 조합 찾기: 근력 운동을 중심으로 균형을 맞춰라 · 106

7장. 요요 없이 유지하는 법 습관 교정과 마음 관리 · 107

왜 다이어트 유지는 어려울까? · 107 | 체중 유지기의 한약 복용의 중요성 · 111 | 식단과 운동을 넘어선 습관의 힘: · 113 | 스트레스, 수면, 마음 관리 · 113

Part 4. 성공 사례로 배우는 다이어트 한약 활용법 ··· 119

사례 1: '당뇨 전단계' 진단 후, 혈당과 체중을 함께 잡은 40대 워킹맘 ··· 120
사례 2: '내장지방'과 함께 고혈압, 고지혈증, 지방간을 극복한 50대 남성 ··· 125
사례 3: '다낭성난소증후군'을 이겨내고 건강한 임신을 준비하는 30대 여성 ··· 129
사례 4: '성조숙증'과 '지방간'을 다이어트로 이겨내고 있는 초등학생 ··· 133
사례 5: '퇴행성 관절염' 통증을 이겨내고 활력을 되찾은 70대 여성 ··· 136
사례 6: '갑상선기능저하증'의 무기력과 부종을 이겨낸 40대 여성 ··· 140
사례 7: '산후 비만'과 '수면 부족'을 극복하고 건강을 되찾은 산모 ··· 144
사례 8: '교대 근무'의 악순환을 끊고 생체 리듬을 되찾은 30대 남성 ··· 148
사례 9: 유방암 수술 후, 호르몬 치료 부작용을 이겨낸 40대 여성 ··· 152
사례 10: '초고도비만' 60kg 감량, 건강과 자신감을 되찾은 30대 여성 ··· 156
사례 11: '식욕억제제' 장기 복용 후, 우울증과 식욕 조절 장애를 극복한 주부 ··· 160
사례 12: '위고비' 부작용을 극복하고 건강하게 감량에 성공한 20대 여성 ··· 164
사례 13: '지방흡입' 후, 한약을 통해 진짜 체중 감량에 성공한 30대 여성 ··· 166
사례 14: '공황장애'와 '스트레스성 폭식'을 극복한 30대 직장인 ··· 169
사례 15: '습관성 유산'의 아픔을 딛고 자연임신에 성공한 30대 여성 ··· 172
사례 16: '우울증약' 복용 후 늘어난 체중, 몸과 마음의 건강을 되찾은 30대 여성 ··· 175
사례 17: '생리전증후군(PMS)'으로 인한 식탐과 부종을 극복한 20대 학생 ··· 178
사례 18: 혈압, 당뇨약을 모두 끊고 제2의 인생을 시작한 50대 남성 ··· 181
사례 19: '허리디스크, 무릎 통증, 족저근막염' 만성 통증을 극복한 70대 여성 ··· 184
사례 20: 원인 모를 '만성 부종', 몸의 순환을 되찾고 해결한 40대 여성 ··· 187
사례 21: 체력과 집중력을 되찾고 성적까지 오른 고3 수험생 ··· 190

PART 5. 독자가 꼭 알아야 할 Q&A ··· 193

5.1 다이어트 속설, 그것이 궁금하다 ··· 194

Q. 아무것도 안 먹었는데 아침에 혈당이 올라요. 제가 뭘 잘못하고 있는 건가요? ··· 194
Q. 다이어트 중인데, 밥 대신 과일만 먹으면 살이 더 잘 빠지지 않을까요?
  과일은 건강식품이잖아요. ··· 196
Q. 설탕은 피해야겠는데, 그럼 '대체당'은 괜찮을까요?
  제로 콜라 같은 것도 마셔도 되나요? ··· 198
Q. 다이어트를 하면 무조건 정체기가 오나요?
  잘 빠지던 살이 갑자기 멈춰서 좌절스러워요. ··· 200
Q. 고지혈증이 있는데, '고지방' 식단을 해도 괜찮을까요? 콜레스테롤 수치가 더 나빠질까 봐
  걱정돼요. ··· 203

Q. 요즘 유행하는 애플 사이다 비니거(애사비)는 다이어트에 정말 효과가 있나요?
　다른 발효 식초도 괜찮을까요? ··· 206
Q. 다이어트 중에 술은 정말 절대로 마시면 안 되나요?
　꼭 마셔야 한다면 어떤 술이 그나마 괜찮을까요? ·················· 209
Q. '하루 세 끼 규칙적인 식사'가 건강의 기본이라고 배웠는데,
　다이어트 중에는 꼭 그렇지 않은가요? 공복 시간을 길게 가지면 위에 안 좋은 건 아닌지
　걱정돼요. ··· 212

5.2 다이어트 한약 궁금증 해결 ····································· 214

Q1. 다이어트 한약은 정말 간에 해롭지 않나요? ························ 214
Q2. 다이어트 한약 먹다가 끊으면 바로 요요가 오는 거 아닌가요? ···· 216
Q3. 식욕억제제, 위고비 주사는 물론 다른 한의원의 다이어트 한약으로도 효과를 못 봤는데,
　여기서는 효과가 있을까요? ·· 218
Q4. 한 달에 몇 kg 정도 감량할 수 있나요? ····························· 220
Q5. 다이어트 한약을 먹고도 근육량이 빠질 수 있나요? ················ 222
Q6. 한약 복용 중 커피나 술을 마셔도 괜찮을까요? ····················· 224
Q7. 한약과 함께 복용하면 안 되는 약물이나 음식이 있나요? ·········· 226
Q8. 한약을 먹다가 불편한 증상이 나타나면 어떻게 해야 하나요? ····· 228
Q9. 바쁜데, 식사 대신 단백질 쉐이크 같은 대용식으로 때워도 괜찮을까요?
　다이어트 보조제도 함께 먹으면 효과가 더 좋을까요? ············· 230
Q10. 다이어트 한약을 복용할 수 없는 질환도 있나요? ················· 232
Q11. 한약을 복용하고 잠도 못 자고 불편한 증상이 심한데, 약이 저랑 안 맞는 건가요? ··· 234
Q12. 다이어트 한약을 꼬박꼬박 챙겨 먹는데도 살이 안 빠져요. 왜일까요? ······ 236
Q13. 다이어트 한약, 양약처럼 내성이나 의존성이 생기는 거 아닌가요? ··· 238
Q14. 한약 다이어트의 평균 비용은 얼마인가요? 가격이 저렴한 약과의 차이가 뭔가요? ·· 240

에필로그. 다이어트, 내 몸과 화해하는 여정의 시작 ············· 242
부록 1. 저자의 다이어트 한약 조제실을 소개합니다 ············ 244
부록 2. 마이플한의원의 특별한 다이어트 한약을 소개합니다 ···· 246

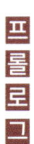

이 책을 펼치신 당신에게

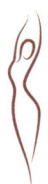

저는 다이어트 한의원 원장으로 지난 20년간 수많은 분들과 마주하며, '이번이 마지막 다이어트가 되게 해달라'는 간절한 소망을 듣습니다. 다이어트에 성공해도 기쁨은 잠시, 얼마 지나지 않아 다시 원점으로 돌아가는 현실에 지쳐 저를 찾아오시는 분들이 많습니다. '대체 왜 이렇게 다이어트가 어려운 걸까?' 이 질문에 대한 답을 드리기 위해 이 책을 썼습니다.

우리의 몸은 '살이 찌는' 것에 매우 능숙하게 설계되어 있습니다. 이는 인류가 수만 년 동안 기근을 겪으며 살아남기 위해 진화해 온 강력한 생존 본능의 결과입니다. 이 본능은 우리의 의지력만으로 맞서 싸우기에는 너무나 거대하고 강력한 상대입니다. 그래서 이 책은 의지박약인 당신을 탓하지 않습니다. 오히려 의지력에만 의존하는 방식이 왜 실패할 수밖에 없는지, 그리고 과학적이고 현명한 방식으로 다이어트에 접근하는 방법을 알려드릴 것입니다.

저의 다이어트 철학은 "다이어트는 대사 질환"이라는 한 문장으로 요약됩니다. 체중 증가는 단순히 많이 먹어서 생기는 문제가 아니라, 우리 몸의 대사 기능과 균형이 깨진 결과입니다. 그렇기에 단순히 덜 먹고 더 움직이는 것만으로는 근본적인 문제를 해결할 수 없습니다. 식습관과 생활 습관을 바꾸려는 노력이 반드시 필요하며, 무너진 몸의 균형을 되찾아 대사를 정상화하는 한방 다이어트 한약이 그 여정에 든든한 조력자가 될 수 있습니다.

이러한 저의 철학은 개인적인 경험에서 더욱 확고해졌습니다. 쌍둥이 딸을 출산한 아내가 육아로 지친 몸과 스트레스로 다이어트에 어려움을 겪는 모습을 보며, 기성 처방으로는 부족함을 절감했습니다. "어떻게 하면 적절히 식욕을 조절하고 몸이 좋아지게 하면서 건강하게 다이어트를 할 수 있을까?"라는 고민은 결국 10년이 넘는 시간 동안 저만의 다이어트 환을 연구하고, 원내에서 100% 직접 조제하게 된 계기가 되었습니다. 한방에는 단순히 향정신성의약품이나 호르몬 조절제와 다른 '보약'이라는 개념이 있습니다. 몸의 대사를 높이고 건강하게 감량하도록 돕는 한약이야말로 다이어트의 본질에 가장 가까운 접근법이라 확신했습니다.

이 책은 바로 그 노력의 결과물입니다. 다이어트 한약이 어떻게 당신의 몸을 근본적으로 변화시키고, 이 싸움을 훨씬 수월하게 만들어주는 든든한 조력자가 될 수 있는지 이야기하고자 합니다. 이제 우리 몸을 이해하고, '다이어트와의 전쟁'을 끝낼 새로운 여정을 함께 시작해볼까요? 노력하는 당신의 건강한 변화를 응원하며, 이 책이 그 길의 나침반이 되기를 바랍니다.

PART 1

다이어트, 왜 이렇게 어려운가?

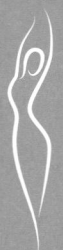

다이어트 실패의 과학: 당신은 잘못이 없다

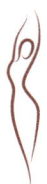

　다이어트의 실패는 개인의 의지력 부족이 아니라 우리 몸이 진화해 온 복잡한 시스템의 결과입니다. 수백만 년의 인류 역사를 거치며 우리 몸은 기근에 대비해 에너지를 효율적으로 저장하도록 설계되었습니다.

　이 장에서는 체중 조절을 결정하는 보이지 않는 요인들, 즉 우리 몸속에서 일어나는 화학 반응과 타고난 설계도, 그리고 세포 속 에너지 공장에 이르기까지, 당신의 몸속 과학에 대해 깊이 파헤쳐 봅니다.

왜 나는 먹기만 하면 살이 찔까?: 개인의 특성과 호르몬의 역할

"먹는 양을 줄여도 체중이 안 줄어요." 많은 분들이 공통적으로 하는 이야기입니다. 우리는 흔히 살이 찌는 이유를 단순하게 '많이 먹어서'라고 생각하지만, 우리 몸은 그렇게 단순하지 않습니다. 체중 조절은 단순한 칼로리 계산을 넘어, 우리 몸의 복잡한 생물학적 시스템이 얽힌 과정입니다. 그 중심에는 식욕, 신진대사, 체지방 분포를 조절하는 화학적 메신저, 즉 호르몬들이 있습니다.

이 호르몬들은 우리 몸의 '보이지 않는 사령관'과 같습니다. 이들은 뇌와 신체 각 기관에 신호를 보내 우리의 식욕을 조절하고, 음식을 에너지로 바꾸는 속도를 결정하며, 지방이 어디에 쌓일지를 지시합니다. 비만인 경우, 체지방 축적을 촉진하는 호르몬 수치가 높아져 이러한 균형이 깨지기 쉽습니다. 호르몬의 미세한 불균형이라도 다이어트의 노력을 무위로 만들 만큼 강력한 영향을 미칩니다.

다이어트 핵심 호르몬: 인슐린과 렙틴

다이어트의 성패를 좌우하는 두 가지 핵심 호르몬이 있습니다. 바로 식욕을 조절하는 **렙틴**과 혈당을 관리하는 **인슐린**입니다. 이 두 호르몬은 우리 몸의 '에너지 균형'을 유지하는 데 결정적인 역할을 합니다.

렙틴은 우리 몸의 지방세포에서 분비되는 '포만감 호르몬'으로, 뇌에 "이제 배가 부르니 그만 먹으라"는 신호를 보냅니다. 날씬한 사람의 경우, 지방이 늘어나면 렙틴 수치가 높아지고, 이 신호가 뇌에 전달되어 식욕을 억제합니다. 하지만 비만인 사람들은 지방량이 많아 렙틴 수치가 지속적으로 높은 상태가 됩니다. 이 상태가 만성화되면 뇌가 렙틴 신호에 둔감해지는 렙틴 저항성이 생기기 쉽습니다. 렙틴 신호가 제대로 전달되지 않으니, 몸에 지방이 충분한데도 뇌는 계속 허기졌다고 착각하게 되는 것입니다. 이는 한번 발생하면 체중 감량을 매우 어렵게 만드는 가장 큰 원인 중 하나입니다.

인슐린은 섭취한 음식의 당을 세포로 운반해 에너지로 사용하거나, 남은 에너지를 지방세포에 저장하도록 돕는 중요한 호르몬입니다. 그런데 만약 탄수화물이나 당분이 많은 음식을 과도하게 섭취하면 인슐린이 너무 많이 분비됩니다. 이렇게 되면 우리 몸의 세포들이 인슐린 신호에 반응하지 않는 인슐린 저항성 상태가 됩니다. 그 결과, 세포들이 포도당을 제대로 흡수하지 못하게 되고, 남은 포도당은 모두 지방으로 축적됩니다. 인슐린 저항성은 비만과 밀접한 관련이 있으며, 장기적으로는 제2형 당뇨병의 주요 원인이 되기도 합니다. 렙틴 저항성과 마찬가지로, **인슐린 저항성** 역시 만성적인 식습관으로 인해 서서히 진행되며, 한번 균형이 깨지면 극복하기 매우 어렵습니다.

코르티솔

바쁜 현대인들에게 스트레스는 떼려야 뗄 수 없는 존재입니다. 그런데 이 스트레스가 우리의 체중과 직접적인 관련이 있다는 사실을 아십니까? 코르티솔은 부신에서 분비되는 '스트레스 호르몬'으로, 위험이나 스트레스 상황에서 우리 몸이 에너지를 빠르게 사용할 수 있도록 돕는 역할을 합니다. 일시적인 스트레스 상황에서는 우리 몸을 보호하는 중요한 작용을 하지만, 문제는 **만성적인 스트레스**입니다.

지속적으로 스트레스에 노출되어 코르티솔 수치가 높게 유지되면, 우리 몸은 '비상사태'라고 인식하고 에너지를 비축하려 합니다. 이 과정에서 식욕이 증가하고, 특히 **복부 주위에 지방**이 쌓이게 됩니다. 이는 다이어트 중이라면 아무리 식단 관리를 열심히 해도 효과를 보기 어려운 이유가 됩니다. 스트레스는 단순히 폭식을 유발하는 심리적 요인을 넘어, 호르몬 불균형을 통해 직접적으로 체중 증가에 기여하는 것입니다. 따라서 스트레스 관리와 충분한 수면은 코르티솔 수치를 낮추고 다이어트 성공률을 높이는 데 필수적인 요소입니다.

여성 호르몬, 남성 호르몬

남녀의 몸은 호르몬의 영향으로 지방을 저장하는 부위가 다릅니다. 이는 유전적 특성이 아니라, 성호르몬인 **에스트로겐**(여성 호르몬)과 **안드로겐**(남성 호르몬)의 역할 때문입니다.

- **여성의 경우**: 가임기 여성은 에스트로겐의 영향으로 엉덩이, 허벅지, 가슴 등에 지방을 저장하는 경향이 있습니다. 이런 지방 축적 형태를 '서양배형(pear-shaped)'이라고 부릅니다. 이 지방은 출산과 수유를 위한 에너지 저장고 역할을 하며, 건강 위험이 상대적으로 낮은 것으로 알려져 있습니다. 그러나 폐경기에 접어들면 에스트로겐 분비가 급격히 줄어들면서 지방 저장 패턴이 남성처럼 복부 중심으로 바뀌게 됩니다.
- **남성의 경우**: 남성 호르몬인 안드로겐은 지방을 복부 주위에 집중적으로 축적시키는 경향이 있습니다. 이처럼 배가 튀어나오는 '사과

> 형(apple-shaped)' 체형은 피하지방보다 건강에 더 위험한 내장지방이 쌓일 가능성이 높습니다. 과도한 내장지방은 인슐린 저항성과 염증을 유발하여 심장병, 뇌졸중, 당뇨병 등의 위험을 높입니다.

이처럼 우리 몸의 화학적 메신저인 호르몬은 성별과 상황에 따라 체지방을 다르게 관리하도록 지시합니다. 이 강력한 내부 시스템과 더불어, 우리가 부모로부터 물려받은 유전적 설계도 또한 다이어트의 성패에 큰 영향을 미칩니다.

체질과 유전자: 내 몸은 살이 찌도록 설계되었는가?

남들보다 적게 먹는 것 같은데도 쉽게 살이 찌고, 한번 찐 살은 좀처럼 빠지지 않는 경우가 많습니다. 정말 어떤 사람의 몸은 처음부터 살이 찌도록 설계된 것일까요? 결론부터 말씀드리자면, '절반은 맞고, 절반은 틀리다'고 할 수 있습니다.

우리가 부모님에게서 외모나 성격을 물려받듯, 살이 쉽게 찌는 '경향성' 또한 물려받는 것이 사실입니다. 이를 서양 의학에서는 '유전자'의 영향으로, 한의학에서는 '**체질(體質)**'의 개념으로 설명합니다.

서양 의학이 말하는 '비만 유전자'

현대 과학은 비만과 관련된 여러 유전자를 발견했습니다. 예를 들어 FTO라는 유전자는 '식탐 유전자'라는 별명을 가지고 있는데, 이 유전자에 변이가 있는 사람은 그렇지 않은 사람보다 식욕을 더 강하게 느끼고 고열량 음식을 선호하는 경향이 있습니다.

또, 기초대사량을 낮춰 에너지를 효율적으로 저장하게 만드는 '절약 유전자(Thrifty Gene)'도 있습니다.

이런 유전자들은 인류가 굶주림을 겪던 원시 시대에는 생존에 매우 유리한 조건이었습니다. 음식이 부족할 때 식욕을 강하게 느끼고, 섭취한 에너지를 최대한 지방으로 저장해야만 굶주림에서 살아남을 수 있었으니까요. 하지만 먹거리가 풍족해진 현대 사회에서 이 고마웠던 생존 유전자들은 오히려 비만을 유발하는 족쇄가 되어버린 셈입니다.

연구에 따르면 부모 모두가 비만일 경우 자녀가 비만이 될 확률은 약 80%, 한

쪽만 비만일 경우 약 40%에 달한다고 합니다. 이는 단순히 유전자뿐만 아니라, 가족이 공유하는 식습관이나 생활 패턴의 영향이 더해진 결과이기도 합니다.

한의학이 말하는 '살찌는 체질'

한의학에서는 사람마다 타고난 장부(臟腑)기능의 강약과 기혈(氣血)순환의 특징이 다르다고 보며, 이를 바탕으로 체질을 구분합니다. 특히 다이어트는 체질과 매우 밀접한 관련이 있습니다.

가장 대표적으로 살이 찌기 쉬운 체질은 '**태음인(太陰人)**'입니다. 태음인은 간(肝)의 기운이 강하고 폐(肺)의 기운이 약한 경향이 있어, 영양분을 흡수하고 축적하는 기능은 뛰어나지만 순환시키고 배출하는 기능은 상대적으로 약합니다. 이 때문에 조금만 방심해도 체내에 습담(濕痰)과 노폐물이 쌓이기 쉽고, 특히 복부를 중심으로 살이 잘 찌게 됩니다.

반면, 소음인(少陰人)이나 소양인(少陽人)은 태음인처럼 지방 자체가 쉽게 축적되는 체질은 아닙니다. 소음인은 신장(腎)의 기운은 강하나 소화기인 비위(脾胃) 기능이 약하고 몸이 찬 경우가 많아, 소화불량이나 더딘 신진대사로 인해 부종(浮腫)이 생기기 쉽습니다. 살이 쪘다기보다는 몸이 무겁고 붓는 증상으로 불편함을 겪는 것이죠. 소양인은 비위 기능은 왕성하지만 신장의 기운이 약한 편이라, 몸에 열이 많고 소화는 잘 시키지만, 이 열이 변비나 다른 대사 문제를 일으킬 수는 있어도 태음인처럼 쉽게 살이 찌지는 않습니다.

이처럼 유전자나 체질과 같은 타고난 경향성은 우리가 살이 찌는 현상에 분명한 영향을 줍니다. 그렇다면 이러한 내부적인 원인들이 실제로 우리 몸에 나타난 결과, 즉 우리가 매일 마주하는 체중계의 숫자는 과연 무엇을 의미하는 걸까요?

내 체중은 무엇으로 이루어져 있을까?
체수분, 단백질, 무기질, 그리고 체지방

다이어트를 시작하며 가장 먼저 하는 일은 무엇인가요? 아마도 체중계에 올라서는 것일 겁니다. 눈금 하나하나에 일희일비하고, 체중이 줄지 않으면 좌절하며 자신을 탓하곤 합니다. 하지만 체중계가 보여주는 숫자는 우리 몸에 대한 이야기의 아주 일부에 불과합니다.

앞서 살펴본 호르몬, 유전자, 체질 등의 영향으로 만들어진 우리 몸은 여러 구성 성분이 복잡하게 얽혀 있는 유기적인 시스템입니다. 체중계의 숫자는 이 모든 것의 총합일 뿐, 그 안에 무엇이 늘고 줄었는지 말해주지 않습니다.

우리 몸을 이루는 네 가지 핵심 요소

• 체수분 (Body Water)

우리 몸에서 가장 많은 비율을 차지하는 것은 바로 물입니다. 성인 기준으로 체중의 55~60%를 차지하며, 혈액 순환, 영양소 운반, 체온 조절 등 생명 유지에 필수적인 역할을 합니다. 다이어트를 시작할 때 체중이 빠르게 줄어드는 경우가 있는데, 이는 대부분 체내 수분이 빠져나간 결과입니다. 특히 염분 섭취를 줄이거나 탄수화물 제한식을 할 때 나타나는 현상으로, 진짜 지방이 빠진 것과는 다릅니다.

• 근육 (Muscle)

근육은 체중의 약 40%를 차지하며, 우리 몸의 가장 중요한 에너지 소비

기관입니다. 근육 1kg은 하루에 약 13~15kcal를 소모하지만, 같은 무게의 지방은 4~5kcal밖에 태우지 못합니다. 이처럼 근육량이 많을수록 기초대사량이 높아져 가만히 있어도 더 많은 칼로리를 소모하게 됩니다. 덜 먹기만 하는 다이어트는 근육 손실을 유발하여 결국 살이 더 잘 찌는 몸으로 만듭니다.

• 무기질 (Minerals)

무기질은 뼈, 치아, 손톱 등을 구성하는 성분으로, 체중의 약 4~5%를 차지합니다. 칼슘, 마그네슘, 철분 등이 대표적이며, 단순히 뼈를 튼튼하게 하는 것을 넘어 신진대사와 호르몬 기능에도 중요한 역할을 합니다. 다이어트 중 영양 불균형이 오면 무기질 부족으로 인해 탈모, 골밀도 감소 등의 부작용이 나타날 수 있습니다.

• 체지방 (Body Fat)

마지막으로, 우리가 가장 줄이고 싶어 하는 체지방입니다. 체지방은 에너지를 저장하고, 장기를 보호하며, 체온을 유지하는 중요한 역할을 합니다. 하지만 과도한 체지방은 각종 질병의 원인이 되죠. 체지방은 크게 두 가지로 나뉩니다.

> • 피하지방: 피부 바로 밑에 있는 지방으로, 몸의 에너지 저장고 역할을 합니다. 주로 허벅지, 엉덩이, 팔뚝 등에 분포하며, 미용적인 측면에서 신경 쓰이는 지방입니다.
> • 내장지방: 내장 사이에 끼어 있는 지방으로, 과도할 경우 만성 염증과 각종 성인병을 유발합니다. 흔히 '똥배'라고 부르는 복부 비

> 만이 바로 내장지방이 원인일 때가 많습니다.

결국 다이어트의 진정한 목표는 체중계의 숫자를 줄이는 것이 아니라, 불필요한 체지방을 줄이고 소중한 근육은 지키는 것입니다. 그렇다면 이 체지방을 태우고 근육을 움직이게 하는 근본적인 에너지 시스템은 우리 몸 어디에 숨어있는 걸까요? 해답을 찾기 위해 우리 몸 가장 깊숙한 곳, 세포 속 에너지 공장으로 들어가 보겠습니다.

체중 조절의 핵심: 미토콘드리아

우리는 수십 년 동안 다이어트는 '칼로리 섭취량 < 칼로리 소모량'이라는 단순한 공식에 불과하다고 배워왔습니다. 하지만 수많은 실패 경험이 증명하듯, 이 공식만으로는 다이어트의 모든 미스터리를 설명할 수 없습니다. 단순히 덜 먹고 더 움직이는 것을 넘어, 우리 몸의 근본적인 에너지 시스템을 이해하는 것이 중요합니다. 그 핵심에는 우리 몸의 모든 세포 안에 존재하는 **미토콘드리아**가 있습니다.

우리 몸의 에너지 공장, 미토콘드리아

미토콘드리아는 우리 몸을 구성하는 약 60조 개의 세포 하나하나에 존재하는 아주 작은 세포 소기관입니다. 마치 도시에 전기를 공급하는 발전소처럼, 미토콘드리아는 우리가 생명을 유지하고 활동하는 데 필요한 에너지의 거의 전부를 생산합니다. 이들은 우리가 섭취한 음식을 세포가 사용할 수 있는 형태인 ATP(아데노신 삼인산)로 전환하는 역할을 합니다.

이러한 에너지 생산 과정은 우리 몸이 지방을 어떻게 사용하는지와 직결됩니다. 우리 몸은 포도당과 지방산이라는 두 가지 주요 연료를 사용하는데, 미토콘드리아는 바로 이 지방산을 분해하여 에너지를 만드는 지방 연소의 화로 역할을 합니다. 따라서 미토콘드리아의 기능이 원활할수록 체지방이 효과적으로 연소되며, 다이어트가 훨씬 수월해집니다. 다이어트의 본질은 단순히 먹는 양을 줄여 칼로리 섭취를 제한하는 것이 아니라, 미토콘드리아가 효율적으로 지방을 태우는 능력을 회복시키는 데 있다고 볼 수 있습니다.

미토콘드리아가 고장 나면 생기는 일

미토콘드리아가 제 기능을 하지 못하면 우리 몸의 에너지 시스템에 심각한 문제가 발생합니다. 비만은 단순히 체중 증가의 결과일 뿐만 아니라, 미토콘드리아의 기능을 방해해 신진대사를 더욱 떨어뜨리는 원인이 됩니다.

• 악순환의 고리를 만드는 미토콘드리아 손상

건강한 미토콘드리아는 끊임없는 분열과 융합 과정을 통해 스스로를 복구하며 활력을 유지합니다. 하지만 고지방 식단과 같은 비만 유발 요인에 지속적으로 노출되면, 미토콘드리아의 균형이 깨지고 과도한 분열이 일어나게 됩니다. 이렇게 작고 비효율적으로 변형된 미토콘드리아는 지방을 효과적으로 연소하는 능력을 상실하게 됩니다. 이는 비만이 미토콘드리아의 구조적, 기능적 손상을 직접적으로 일으켜 체중 증가를 더욱 가속화하는 악순환의 고리를 형성함을 의미합니다. 체중이 증가하면 미토콘드리아가 손상되고, 손상된 미토콘드리아는 지방을 태우지 못해 대사율을 떨어뜨리며, 이는 다시 체중 증가로 이어지는 치명적인 고리를 만듭니다.

• 활성산소의 공격과 산화 스트레스

미토콘드리아는 에너지를 만드는 과정에서 '활성산소(Reactive Oxygen Species, ROS)'라는 부산물을 필연적으로 만들어냅니다. 활성산소는 세포에 손상을 일으키는 불안정한 분자로, 미토콘드리아 스스로도 활성산소에 의해 가장 잘 손상을 받는 기관입니다. 이처럼 미토콘드리아가 활성산소에 의해 지속적으로 공격받아 기능이 저하되는 현상을 '산화 스트레스'라고 합니다. 비만은 체내의 염증과 함께 산화 스트레스 수준을 증가시키는 것으로 밝혀졌으며, 이 산화 스트레스가 미토콘드리아 기능을 더욱 떨어뜨립니다.

- 근육 세포의 비만

미토콘드리아 기능 저하의 문제는 단순히 지방 세포에만 국한되지 않습니다. 우리 몸에서 가장 많은 에너지를 소모하며 지방을 태우는 중요한 기관인 '근육 세포'에도 치명적인 영향을 미칩니다. 비만 상태에서 근육 조직 내 지방 축적이 증가하는 현상은 근육 세포 내 미토콘드리아의 지방산 산화 능력이 감소하기 때문인 것으로 밝혀졌습니다. 이는 근육이 지방을 에너지원으로 효율적으로 사용하지 못하고, 오히려 지방을 축적하는 비정상적인 대사 상태가 발생한다는 것을 의미합니다. 이러한 근육 세포의 지방 축적은 인슐린 민감성을 더욱 떨어뜨려 혈당 조절에 실패하게 만들고, 이는 전신적인 대사 질환으로 이어지는 신호입니다.

대사율을 높여 살이 잘 빠지는 몸으로 바꾸는 법

미토콘드리아의 활력을 되찾는 것은 단순히 체중을 줄이는 노력을 넘어, 몸의 근본적인 대사 기능을 개선하는 것입니다. 한의학에서 말하는 '체질 개선'의 과학적인 접근법이 바로 여기에 있습니다.

- 식단: 연료 전환 스위치를 눌러라

미토콘드리아는 탄수화물(포도당)을 주 연료로 사용하다가, 당질 섭취가 줄면 지방을 연료로 사용하는 효율적인 대사 모드로 전환합니다. 이것이 바로 탄수화물 섭취량을 줄이면 살이 빠지는 이유입니다. 또한, 간헐적 단식이나 칼로리 제한은 미토콘드리아의 '자가포식(Mitophagy)' 과정을 활성화합니다. 자가포식은 세포가 손상된 미토콘드리아를 스스로 제거하고 새로운 미토콘드리아를 만드는 자가 정화 및 복구 시스템입니다.

• 운동: 미토콘드리아 증식과 활성화를 유도하는 법

운동은 미토콘드리아를 활성화하는 가장 강력한 방법입니다. 꾸준한 운동은 지방 연소를 돕고 근육을 생성할 뿐만 아니라, 세포 내 에너지 센서를 작동시켜 미토콘드리아의 수와 기능 자체를 강화시킵니다. 특히, 짧은 시간 안에 강도 높은 운동과 휴식을 반복하는 '고강도 인터벌 트레이닝(HIIT)'은 미토콘드리아의 에너지 생산 능력을 극대화하고 그 수를 효과적으로 늘려주는 것으로 알려져 있습니다. 운동은 단순히 칼로리를 소모하는 행위를 넘어, 평소에도 높은 대사율을 유지할 수 있는 몸을 만드는 근본적인 투자입니다.

• 영양소: 미토콘드리아를 위한 필수 조력자들

미토콘드리아의 효율적인 에너지 대사를 위해서는 특정 영양소들의 도움이 필수적입니다. 이 영양소들은 마치 자동차의 엔진 오일처럼 미토콘드리아의 원활한 작동을 돕습니다.

> 코엔자임 Q10(CoQ10): 미토콘드리아 내막에서 에너지를 만드는 과정에 필수적인 '전자 운반체' 역할을 합니다. 코엔자임 Q10이 부족하면 ATP 생산이 원활하게 이루어지지 않아 에너지 효율이 급격히 떨어집니다.

> 알파리포산(Alpha-lipoic acid): 강력한 항산화제일 뿐만 아니라, 당대사를 촉진하고 인슐린 민감성을 높여주는 다기능 조효소입니다.
> L-카르니틴: 지방산을 미토콘드리아 내부로 운반하여 에너지로 태울 수 있게 돕는 '운반체' 역할을 합니다.
> 비타민 B군 및 마그네슘: 음식물을 에너지로 전환하는 복잡한 대사 과정 전반에서 '촉매제' 역할을 수행합니다. 이들이 충분히 공급되지 않으면 미토콘드리아의 에너지 생산 공정이 제대로 작동하지 못합니다.

• 생활 습관: 미토콘드리아를 보호하는 라이프스타일

미토콘드리아 건강은 식단과 운동을 넘어 전반적인 생활 습관과 밀접하게 연결되어 있습니다. 충분한 수면은 미토콘드리아에 해로운 활성산소와 같은 유해 물질을 제거하는 데 필수적입니다. 반면 수면의 질이 나쁘면 스트레스 호르몬인 코르티솔 수치가 높아져 미토콘드리아에 해로운 영향을 미칠 수 있습니다. 규칙적인 명상이나 편안한 휴식을 통해 코르티솔 수치를 낮추는 것도 미토콘드리아 건강을 지키는 데 도움이 됩니다. 이처럼 미토콘드리아 건강은 단순히 체중을 줄이는 노력이 아니라, 삶의 질을 높이는 총체적인 라이프스타일 관리의 결과라 할 수 있습니다.

다이어트 속설, 그것이 궁금하다

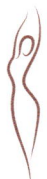

다이어트를 결심하는 순간, 우리는 수많은 '카더라' 정보와 속설의 홍수 속에 빠집니다. 이러한 잘못된 정보들은 다이어트를 더 힘들게 만들고, 실패의 원인을 오직 당신의 의지력 탓으로 돌리게 합니다.

하지만 그 실패는 당신의 잘못이 아닐 수 있습니다.

이번 장에서는 진실처럼 굳어져 온 다이어트 속설들의 허와 실을 과학적 근거를 바탕으로 명확히 구분해 드리겠습니다.

다이어트의 적은 탄수화물? 지방?
영양소에 대한 오해와 진실

"다이어트하려면 밥부터 끊어야 해." "살 빼려면 기름진 건 절대 입에도 대면 안 돼."

지난 수십 년간 다이어트의 세계는 거대한 '주적(主敵)'을 설정하고 싸워 왔습니다. 한때는 '지방'이 비만의 원흉으로 지목되어 모든 식료품에 '저지방(Low-fat)' 라벨이 붙던 시절이 있었습니다. 그리고 지금은 '탄수화물'이 그 자리를 대신해 '저탄고지(저탄수화물 고지방)', '키토제닉' 식단이 유행하고 있습니다.

정말 탄수화물이나 지방, 둘 중 하나가 우리를 살찌게 만드는 범인일까요? 이 지긋지긋한 논쟁의 진실은 무엇일까요?

오랫동안 비만의 주범으로 '지방' 혹은 '탄수화물'이 지목되어 왔지만, 이는 문제를 지나치게 단순화한 것입니다. 진짜 문제는 영양소 그 자체가 아니라, **어떤 '질'의 영양소를 먹느냐**에 있습니다.

탄수화물과 지방 모두 우리 몸에 꼭 필요한 필수 영양소이지만, 각각에는 우리 몸을 살리는 '좋은' 종류와 살찌게 만드는 '나쁜' 종류가 있습니다.

'나쁜 탄수화물'인 설탕이나 흰 밀가루는 혈당을 급격히 올려 지방 축적을 유발하는 반면, 현미나 채소 같은 '좋은 탄수화물'은 식이섬유가 풍부하여 포만감을 오래 유지시키고 에너지를 안정적으로 공급합니다.

지방 역시 마찬가지입니다. 과자나 튀김에 든 인공적인 '나쁜 지방(트랜스지방)'은 반드시 피해야 하지만, 올리브유나 견과류, 등 푸른 생선에 든 '좋은 지방(불포화지방)'은 오히려 염증을 줄이고 신진대사를 도와 다이어트에 필수적입니다.

따라서 현명한 다이어트는 특정 영양소를 완전히 배제하는 것이 아닙니다. '나쁜 탄수화물'과 '나쁜 지방'의 섭취는 줄이고, '좋은 탄수화물'과 '좋은 지방'을 선택하여 섭취하는 지혜가 필요합니다. 여기에 근육 손실을 막아 기초대사량을 지켜줄 '질 좋은 단백질'을 더해 **균형 잡힌 식단**을 구성하는 것, 이것이 바로 요요 없이 건강한 몸을 만드는 가장 기본적이고 확실한 길입니다.

물론 개인의 체질과 건강 상태에 따라 영양소의 이상적인 비율은 달라질 수 있습니다. 소화기가 약하고 몸이 찬 소음인에게 무조건적인 고지방 식단이 부담될 수 있듯, 내 몸의 목소리에 귀 기울이며 최적의 균형점을 찾아가는 노력이 필요합니다. 이것이 바로 한의학적 다이어트가 개인의 체질을 중시하는 이유이기도 합니다.

아침을 굶으면 점심 폭식으로 더 살찐다?

"아침은 왕처럼, 점심은 평민처럼, 저녁은 거지처럼 먹어라."

다이어트를 한 번이라도 해본 사람이라면 이 말을 들어보지 않은 사람이 없을 것입니다. '아침 식사를 거르면 공복감이 심해져 점심에 과식하게 되고, 결국 총섭취량이 늘어나 살이 찐다'는 논리는 오랫동안 다이어트의 금과옥조처럼 여겨졌습니다. 많은 전문가들이 아침 식사가 밤새 떨어진 신진대사를 깨우는 중요한 역할을 한다고 강조해왔죠.

과연 이 말은 모든 사람에게 적용되는 절대적인 진실일까요?

결론부터 말하면, **'아니요, 반드시 그렇지는 않다'** 입니다. 이 속설은 절반의 진실만을 담고 있습니다.

물론 아침을 굶었을 때, 극심한 허기로 인해 점심에 평소보다 더 많은 양을 먹게 될 수는 있습니다. 하지만 아침 식사로 섭취했을 칼로리(예: 400kcal)와 점심에 추가로 더 먹게 된 칼로리(예: 200kcal)를 비교했을 때, 결과적으로 하루 총섭취량은 오히려 줄어드는 경우가 더 많습니다. 다이어트의 가장 기본적인 원리가 '섭취 칼로리 〈 소비 칼로리'라는 점을 감안하면, 아침을 굶는 것 자체가 무조건 살이 찌는 원인이 된다고 보기는 어렵습니다.

최근 유행하는 '간헐적 단식(Intermittent Fasting)'이 바로 이 속설에 대한 가장 강력한 반증입니다. 간헐적 단식은 의도적으로 공복 시간을 늘려 우리 몸이 지방을 에너지원으로 사용하도록 유도하는 방법입니다. 가장 대중적인 16:8 방식(16시간 공복, 8시간 식사)은 자연스럽게 아침 식사를 거르게 되죠. 수많은 연구와 사례를 통해 간헐적 단식은 체중 감량은 물론,

인슐린 저항성 개선과 같은 건강상 이점을 가진 것으로 알려졌습니다.

하지만 이 속설이 완전히 틀린 말은 아닙니다. '어떤 사람에게는' 사실일 수 있기 때문입니다.

가장 큰 문제는 '**무엇으로 폭식하는가**' 입니다. 극도의 공복 상태는 우리 뇌의 이성적인 판단을 흐리게 만듭니다. 이때 건강한 단백질과 채소로 구성된 식사 대신, 혈당을 빠르게 올리는 정제 탄수화물(빵, 면, 떡볶이)이나 자극적인 음식, 패스트푸드를 선택할 확률이 매우 높아집니다. 이런 식사는 결국 혈당 스파이크를 일으켜 다시금 지방 축적을 가속화하고, 얼마 지나지 않아 또 다른 허기를 부르는 악순환을 만듭니다.

또한 평소 혈당 조절 능력이 떨어지는 사람이나, 아침 식사를 하지 않았을 때 유독 기운이 없고 손발이 떨리는 증상을 느끼는 사람이라면, 아침을 거르는 것이 오히려 건강을 해치고 폭식을 유발하는 트리거가 될 수 있습니다.

결국 '아침 식사를 해야 하는가, 말아야 하는가'라는 질문은 모든 사람에게 동일한 정답이 있는 것이 아닙니다. 중요한 것은 **나의 생활 패턴과 몸의 반응을 살피는 것**입니다.

만약 아침을 거르는 것이 점심의 질 나쁜 폭식으로 이어진다면, 간단하게라도 '좋은 탄수화물'과 단백질 위주의 아침 식사를 하는 것이 현명합니다. 반면, 아침에 입맛이 없고 속이 더부룩하며, 아침을 거르더라도 점심 식사를 건강하게 조절할 수 있다면 굳이 의무감에 아침을 챙겨 먹을 필요는 없습니다. 이는 오히려 효과적인 간헐적 단식이 될 수 있습니다.

핵심은 식사 횟수가 아니라, 하루 동안 섭취하는 음식의 총량과 '질' 그리고 나의 몸이 보내는 신호에 귀를 기울이는 것입니다.

밤에 먹으면 더 살찐다?

"6시 이후 금식." 다이어트의 오랜 불문율 중 하나입니다. '밤에 먹는 음식은 전부 살로 간다'는 믿음은 거의 과학적 사실처럼 받아들여지곤 합니다. 낮에 먹는 자장면과 밤에 먹는 자장면의 칼로리는 똑같은데, 왜 유독 밤에 먹는 음식에만 이런 '주홍글씨'가 새겨진 걸까요?

이 속설 역시 완전히 틀린 말은 아니지만, 그렇다고 절대적인 진리도 아닙니다. 여기에는 우리 몸의 생체 시계와 호르몬, 그리고 우리의 식습관이 얽힌 복합적인 이유가 숨어있습니다.

왜 '밤에 먹으면 더 찌는 느낌'이 들까? 생체리듬의 과학

우리 몸에는 '서캐디언 리듬(Circadian Rhythm)'이라 불리는 24시간 주기 생체 시계가 내장되어 있습니다. 이 시계는 단순히 잠을 자고 깨는 것뿐만 아니라, 신진대사와 호르몬 분비, 소화 효소의 활성도까지 조절합니다.

- **저하된 신진대사**: 우리 몸은 활동량이 많은 낮 동안에는 섭취한 에너지를 활발하게 사용하도록 설계되어 있습니다. 반면, 밤이 되어 휴식을 취할 시간이 되면 신진대사율은 자연스럽게 떨어지고, 에너지를 사용하는 대신 저장하려는 경향이 강해집니다. 즉, 같은 양의 음식을 먹어도 밤에는 낮보다 에너지로 소비되는 비율이 낮고, 지방으로 축적될 확률이 높아지는 것입니다.
- **호르몬의 변화**: 야간에는 혈당을 조절하는 인슐린에 대한 민감도 역시 감소합니다. 이는 밤에 음식을 먹으면 혈당이 더 크게 오르고, 이를 처리하기 위해 분비된 인슐린이 더 많은 포도당을 지방으로

> 전환시킨다는 의미입니다. 또한, 수면을 유도하는 멜라토닌 호르몬은 인슐린 분비를 억제하는데, 야식을 먹으면 이 시스템에 혼란이 생겨 수면의 질과 대사 기능 모두에 악영향을 줄 수 있습니다.

진짜 범인은 '시간'이 아닐 수 있다

하지만 이러한 생리학적 불리함에도 불구하고, 야식이 체중 증가로 이어지는 더 근본적인 이유는 다른 데 있습니다.

> - **하루 총 섭취 칼로리 초과**: 대부분의 경우 야식은 하루 세 끼를 모두 챙겨 먹은 뒤 '추가로' 섭취하는 간식이나 식사일 때가 많습니다. 결국 야식 자체가 문제라기보다는, 야식으로 인해 하루 총 섭취 칼로리가 필요량을 초과하게 되는 것이 직접적인 원인입니다.
> - **음식의 종류와 섭취 방식**: 밤에 당기는 음식들을 떠올려 보세요. 맵고 짠 치킨, 떡볶이, 라면이나 달콤한 아이스크림, 과자 등 대부분 고칼로리, 고지방, 고탄수화물 음식입니다. 또한 TV나 스마트폰을 보며 무의식적으로 음식을 입에 넣는 '감정적 허기'나 '습관적 섭취'인 경우가 많아, 포만감을 느끼지 못하고 과식으로 이어지기 쉽습니다.

밤에 먹는 것보다 '무엇을', '왜' 먹는지가 더 중요하다

'밤에 먹으면 살찐다'는 말은 생체리듬 상 어느 정도 사실입니다. 하지만 더 결정적인 요인은 야식을 통해 하루 권장 칼로리를 초과하고, 질 나쁜 음식을 선택하는 '습관'에 있습니다.

만약 하루 종일 바빠 식사를 제대로 못 해서 저녁 늦게 건강한 식단을 통해 하루 필요 칼로리를 채우는 사람과, 세 끼를 다 먹고 밤에 습관적으로 고칼로리 배달 음식을 시켜 먹는 사람은 전혀 다른 결과를 맞이할 것입니다.

따라서 단순히 '몇 시 이후 금식'이라는 규칙에 얽매이기보다는, 나의 하루 전체 식단을 점검하는 것이 우선입니다. 저녁 식사를 충분히 했는데도 밤에 허기가 진다면, 스트레스나 수면 부족 등 다른 원인이 있는 것은 아닌지 살펴보는 지혜가 필요합니다. 만약 정말 배가 고프다면, 무작정 참기보다는 따뜻한 우유 한 잔, 소량의 견과류, 플레인 요거트 등 혈당을 급격히 올리지 않고 위에 부담이 적은 건강한 간식을 선택하는 것이 현명한 방법입니다.

단식하면 폭식한다?: 간헐적 단식의 오해

"굶으면 다음 끼니에 보상 심리 때문에 더 많이 먹게 되지 않나요?"
"공복을 오래 참으면 결국 식욕이 터져서 폭식하게 될 것 같아요."

간헐적 단식을 추천하면 가장 먼저 돌아오는 질문입니다. '단식=굶주림'이라는 생각 때문에, 오랜 공복이 결국 억눌렸던 식욕을 폭발시켜 폭식으로 이어질 것이라는 두려움은 어찌 보면 당연합니다.

실제로 무작정 굶는 다이어트는 폭식과 요요라는 최악의 결과를 낳곤 합니다. 그렇다면 계획적인 단식은 어떨까요? 올바르게 이해하고 실행한다면, 간헐적 단식은 오히려 폭식을 막아주는 가장 강력한 도구 중 하나가 될 수 있습니다.

'굶주림'과 '계획된 단식'은 다릅니다.

우선, 의지와 상관없이 무작정 굶는 것과 시간을 정해두고 계획적으로 실행하는 단식은 우리 몸과 뇌에 전혀 다른 신호를 보냅니다. 영양 불균형을 고려하지 않은 채 칼로리만 극단적으로 줄이는 다이어트는 우리 몸을 '기아 상태'로 인식하게 만들어, 음식이 들어왔을 때 생존을 위해 무조건 저장하고 보자는 '보상 시스템'을 작동시킵니다. 이것이 바로 폭식과 요요의 주원인입니다.

반면, 간헐적 단식은 식사 시간과 단식 시간을 명확히 구분함으로써 우리 몸이 새로운 리듬에 적응하도록 훈련시키는 과정입니다. 이 과정에서 우리 몸의 호르몬은 폭식을 유발하는 방향이 아닌, 오히려 식욕을 안정시키는 방향으로 변화합니다.

식욕의 스위치를 끄는 호르몬의 변화

- 식욕 호르몬 '그렐린'의 안정화: '그렐린'은 우리가 배고픔을 느끼게 만드는 호르몬입니다. 단식을 시작하면 당연히 그렐린 수치가 올라가 배고픔을 느낍니다. 하지만 이 배고픔은 무한정 강해지지 않습니다. 그렐린은 파도처럼 밀려왔다 밀려가는 특성이 있으며, 우리 몸이 단식에 적응하기 시작하면 분비 리듬 자체가 안정되어 불필요한 가짜 배고픔이나 참을 수 없는 식욕이 줄어들게 됩니다.

- 인슐린 저항성 개선: 단식은 우리 몸이 혈당을 조절하는 호르몬인 '인슐린'에 더 민감하게 반응하도록 만듭니다. 인슐린 저항성이 개선되면, 식사 후 혈당이 널뛰기하는 '혈당 스파이크' 현상이 줄어듭니다. 안정된 혈당은 급격한 허기와 탄수화물에 대한 갈망을 막아주어 폭식을 예방하는 핵심적인 역할을 합니다.

물론, 단식이 폭식의 '방아쇠'가 되는 경우도 있습니다. 이는 간헐적 단식을 잘못된 방법으로 실행했을 때 나타납니다.

가장 흔한 실수는 **'보상 심리'에 기반한 잘못된 식사**입니다. '오래 굶었으니 이 정도는 먹어도 괜찮겠지'라는 생각으로 단식이 끝나자마자 빵, 면, 떡볶이, 과자 등 정제 탄수화물과 설탕이 가득한 음식으로 첫 끼를 시작하는 경우입니다. 이런 식사는 인슐린을 과도하게 자극하고 혈당을 급격히 떨어뜨려, 얼마 지나지 않아 더 심한 허기와 식탐을 불러일으켜 결국 폭식의 늪에 빠지게 만듭니다.

따라서 성공적인 간헐적 단식의 핵심은 '단식 시간'을 지키는 것만큼이나 **'식사 시간'에 무엇을 먹느냐**에 달려있습니다. 단식 후 첫 식사는 혈당을 천천히 올리는 양질의 단백질(고기, 생선, 계란)과 건강한 지방, 그리고 충분한 채소를 중심으로 구성해야 합니다. 이렇게 해야만 포만감을 오래 유지하고 다음 식사 시간까지 안정적인 컨디션을 유지할 수 있습니다.

결론적으로, 올바르게 실행된 간헐적 단식은 호르몬을 안정시켜 식욕을 다스리는 힘을 길러줍니다. 단식이 폭식으로 이어진다는 오해는 대부분 '단식 후 첫 식사'를 어떻게 구성해야 하는지에 대한 이해가 부족하기 때문에 발생합니다.

땀을 흘려야 살이 빠진다?

"오늘 운동하면서 땀을 흠뻑 흘렸더니 살이 쫙 빠진 기분이야!" "땀복 입고 뛰면 살 더 잘 빠진대."

운동 후 흐르는 땀을 보며 '지방이 불타서 흘러나오는 것'처럼 여기는 분들이 많습니다. 땀의 양을 운동 효과의 척도로 삼고, 땀을 더 많이 흘리기 위해 일부러 덥게 입거나 땀복까지 착용하기도 합니다. 정말 땀을 많이 흘리는 것이 체지방 감량의 증거일까요?

땀 자체는 지방이 아니지만, 중요한 '신호'가 될 수 있습니다.

먼저 명확히 해야 할 사실은, 땀의 주성분은 99%가 물이라는 점입니다. 땀을 흘린 직후 체중이 줄어드는 것은 지방이 아니라 수분이 빠져나간 일시적인 현상이며, 이 무게는 물을 마시면 금방 원래대로 돌아옵니다. 지방이 땀샘을 통해 액체 상태로 배출되는 일은 일어나지 않습니다.

하지만 여기서 이야기가 끝나면 안 됩니다. 땀이 나는 '이유'에 주목해야 합니다. 땀은 우리 몸의 체온 조절 장치입니다. 그렇다면 체온은 왜 오를까요? 바로 우리 몸이 에너지를 연소할 때 열이 발생하기 때문입니다.

우리 몸의 지방은 신진대사(metabolism)라는 과정을 통해 에너지로 전환됩니다. 이 과정은 마치 자동차 엔진이 연료를 태워 동력을 얻는 것과 같습니다. 그리고 엔진이 뜨거워지듯, 우리 몸도 지방과 탄수화물이라는 연료를 태우면서 열을 발생시킵니다. 이 열을 식히기 위해 배출되는 것이 바로 땀입니다.

이러한 원리는 다이어트 한약에도 그대로 적용됩니다. 다이어트 한약에 사용되는 마황 등의 약재는 교감신경을 활성화하고 신진대사를 촉진하여 우리 몸의 에너지 소모량을 늘리는 역할을 합니다. 한약을 먹었을 때 몸이 따뜻해지거나 후끈거리고 땀이 나는 이유가 바로 이 때문입니다. 이는 약효로 인해 우리 몸의 대사 엔진이 더 활발하게 돌아가고 있으며, 지방을 연소하기 좋은 환경이 만들어졌다는 긍정적인 신호로 해석할 수 있습니다.

결론적으로, 땀 그 자체가 지방은 아닙니다. 사우나에 앉아 땀을 **뺀**다고 해서 체지방이 줄어들지 않는 이유입니다. 하지만 운동이나 한약 복용을 통해 신진대사가 활발해져서 나는 땀은 다릅니다. 이는 우리 몸이 적극적으로 에너지를 소모하고 있다는 증거이기 때문입니다.

따라서 땀의 '양'에 집착할 필요는 없지만, 건강한 활동과 대사 촉진의 '결과'로 나타나는 땀은 분명 의미 있는 지표가 될 수 있습니다. 중요한 것은 인위적으로 땀을 짜내는 것이 아니라, 우리 몸의 대사 엔진을 힘차게 돌려 그 결과로 자연스럽게 땀이 나도록 만드는 것입니다.

체지방을 태우려면 운동을 오래 해야 한다?

"운동 시작하고 30분은 지나야 지방이 타기 시작한대. 무조건 30분 이상 해야 해."

아마 헬스장에서 가장 흔하게 들을 수 있는 조언일 것입니다. 이 '운동 30분의 법칙' 때문에 많은 사람들이 시간이 부족하다는 이유로 아예 운동을 시작조차 못 하거나, 30분을 채우지 못하면 운동 효과가 없을 것이라고 지레짐작하고 포기해 버립니다.

정말 30분이라는 시간을 채우지 못하면 우리의 노력은 헛수고가 되는 걸까요?

결론부터 말하면, 이 말은 반은 맞고 반은 틀렸습니다.

우리 몸이 에너지를 사용하는 방식에 대해 먼저 이해할 필요가 있습니다. 우리 몸은 운동을 시작하면 가장 먼저 쓰기 쉬운 에너지원인 혈중 포도당과 근육에 저장된 글리코겐(탄수화물)을 주 연료로 사용합니다. 그리고 운동 시간이 길어질수록 점차 지방을 에너지원으로 사용하는 '비율'이 높아지는 것은 사실입니다. 과거 '운동 30분 법칙'이 나오게 된 배경이 바로 이것입니다.

하지만 여기서 중요한 함정은 **'비율'과 '총량'의 차이**입니다.

가령, 낮은 강도로 1시간 동안 걷기 운동을 했다고 가정해 봅시다. 총 200kcal를 소모했고, 이 중 50%가 지방에서 연소되어 100kcal 만큼의 지방을 태웠다고 할 수 있습니다.

반면, 15분 동안 숨이 턱에 찰 정도의 고강도 인터벌 트레이닝(HIIT)을 했다면 어떨까요? 짧은 시간이지만 총 250kcal를 소모했고, 운동 중에는 탄수화물 사용 비율이 높아 지방은 30%만 연소되었다고 해봅시다. 그래도 지방 연소량은 75kcal입니다. 여기까지 보면 걷기가 더 효과적인 것처럼 보입니다.

하지만 진짜 효과는 운동이 끝난 후에 나타납니다.

바로 **'운동 후 초과 산소 섭취(EPOC, Excess Post-exercise Oxygen Consumption)', 일명 '애프터번(Afterburn) 효과'** 때문입니다.

고강도 운동은 우리 몸을 극한 상황으로 몰아넣기 때문에, 운동이 끝난 후에도 우리 몸은 흥분된 상태를 진정시키고, 손상된 근육을 회복하며, 고갈된 에너지를 다시 채우기 위해 평소보다 훨씬 더 많은 산소를 필요로 합니다. 이 과정에서 신진대사가 몇 시간 동안 높은 수준으로 유지되며, 마치 자동차의 시동을 끈 후에도 엔진이 한동안 뜨거운 것처럼 계속해서 칼로리를, 특히 체지방을 태우게 됩니다.

연구에 따르면 고강도 운동의 애프터번 효과는 길게는 24~48시간까지도 지속될 수 있습니다. 결국 운동 중에 태운 지방(75kcal)에 운동 후에 추가로 태운 지방량을 더하면, 저강도로 길게 운동한 것보다 훨씬 더 효율적으로 체지방을 감량하게 되는 셈입니다.

물론 걷기나 조깅 같은 저강도 유산소 운동이 나쁘다는 의미는 결코 아닙니다. 심폐지구력 향상이나 스트레스 해소에 큰 도움이 되며, 꾸준히 하는 것만으로도 분명한 다이어트 효과가 있습니다.

중요한 것은 '30분'이라는 숫자에 얽매일 필요가 없다는 것입니다. 시간이 부족하다면 짧고 굵게, 15~20분이라도 집중해서 고강도 인터벌 운동을 하는 것이 오히려 더 효과적일 수 있습니다. 시간이 충분하다면 걷기나 가벼운 근력 운동을 꾸준히 해주는 것도 좋은 방법입니다.

가장 좋은 운동은 '내가 꾸준히 할 수 있는 운동'입니다. 나의 체력 수준과 그날의 컨디션, 그리고 주어진 시간에 맞춰 운동의 강도와 종류를 현명하게 선택하는 것이야말로 가장 효율적으로 체지방을 태우는 지름길입니다.

소아 비만은 크면 저절로 빠진다?

"괜찮아, 어릴 때 살은 다 키로 가는 거야."

"젖살이라 그래. 크면 저절로 빠져."

주변 어른들에게서 흔히 들을 수 있는 위로의 말입니다. 통통한 아이를 보며 '복스럽다'고 여기거나, 성장 과정에서 자연스럽게 해결될 문제라고 생각하는 경향이 있습니다. 하지만 이 믿음은 우리 아이의 평생 건강을 좌우할 수 있는 가장 위험한 착각 중 하나입니다.

결론부터 말하면, **소아 비만은 절대 저절로 빠지지 않습니다.**

연구에 따르면 비만인 초등학생의 약 50~60%, 비만인 중학생의 약 70%, 비만인 고등학생의 약 80%가 성인 비만으로 이어진다고 합니다. '키로 가겠지'라는 막연한 기대와는 전혀 다른 현실입니다. 대체 왜 어릴 때 찐 살은 이토록 끈질기게 우리 아이를 괴롭히는 걸까요? 그 비밀은 바로 '지방세포'에 있습니다.

한 번 늘어난 '지방세포 수'는 줄어들지 않는다

성인의 비만은 대부분 이미 가지고 있는 지방세포의 '크기'가 커지는 것입니다. 그래서 다이어트를 통해 지방세포의 크기를 줄이면 살이 빠질 수 있습니다.

하지만 소아·청소년기의 비만은 다릅니다. 이 시기는 지방세포의 크기가 커지는 동시에 지방세포의 **'수(數)'** 자체가 폭발적으로 늘어나는 결정적인 시기입니다. 특히 태아기, 영유아기, 그리고 사춘기가 바로 그 시점입니다.

문제는 이렇게 한번 늘어난 지방세포의 수는 성인이 된 후에는 아무리 다이어트를 해도 거의 줄어들지 않는다는 점입니다. 즉, 어릴 때 비만이었던 아이는 성인이 되어서도 남들보다 훨씬 더 많은 수의 지방세포 '주머니'를 몸에 지니고 살아가게 됩니다. 이는 평생에 걸쳐 조금만 방심해도 남들보다 훨씬 더 빠르고 쉽게 살이 찌는, **'살찌기 쉬운 체질'이 고착화**된다는 것을 의미합니다.

'어른 병'을 앓는 아이들

소아 비만의 문제는 단순히 체중이 많이 나가는 것에서 그치지 않습니다. 과거에는 성인에게서나 나타나던 여러 가지 대사 질환이 우리 아이들의 건강을 위협하고 있습니다.

소아 당뇨, 고혈압, 고지혈증, 지방간 등은 더 이상 성인들만의 질병이 아닙니다. 또한, 과도한 체지방은 성호르몬 분비에 교란을 일으켜 여자아이들에게는 성조숙증을, 남자아이들에게는 여성형 유방증을 유발할 수 있습니다. 이는 아이의 정상적인 성장을 방해하는 심각한 문제입니다.

뿐만 아니라, 뚱뚱하다는 이유로 친구들에게 놀림을 받거나 스스로 위축되면서 겪는 자신감 하락, 우울감, 대인기피 등 정서적인 문제 또한 결코 가볍게 여길 수 없습니다.

'골든타임'을 놓치지 말아야 합니다.

소아 비만은 아이 혼자만의 의지로 해결할 수 있는 문제가 결코 아닙니다. "살 빼"라고 다그치기 전에, 우리 집 식탁과 가족의 생활 습관을 먼저 돌아봐야 합니다.

아이들에게 필요한 것은 혹독한 다이어트가 아니라 건강한 습관을 형성할 수 있는 '환경'입니다. 집안에 달콤한 음료수와 과자 대신 건강한 간식을 채워두고, 온 가족이 함께 식사하며 TV나 스마트폰을 보는 대신 대화에 집중해야 합니다. 주말에는 다 같이 공원에서 자전거를 타거나 산책하며 몸을 움직이는 즐거움을 알려주는 것이 중요합니다.

아이의 체중계 숫자에 집중하기보다, 건강한 음식을 즐기고 활기차게 뛰어노는 모습 그 자체를 칭찬해 주는 부모의 지혜가 필요합니다. 소아·청소년기는 평생 건강의 기초를 다지는 '골든타임'입니다. '언젠가 빠지겠지'라는 안일한 생각으로 이 결정적인 시기를 놓쳐서는 안 됩니다.

PART 2

다이어트 한약: 건강한 체중을 향한 해답

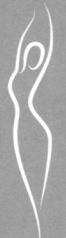

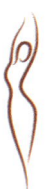

비만은 질병이다: 한의학의 관점

 현대 사회에서 비만은 흔히 '자기 관리 실패'의 상징처럼 여겨집니다. 하지만 한의학에서 비만은 단순히 외형적인 문제나 개인의 의지 박약 문제로 보지 않습니다. 비만은 우리 몸의 균형이 깨졌다는 명백한 신호이자, 치료가 필요한 '질병(疾病)'입니다.

 서양 의학이 '칼로리 과잉'이라는 현상에 집중한다면, 한의학은 '왜 우리 몸이 섭취한 에너지를 제대로 사용하지 못하고 과도하게 축적하게 되었는가'라는 근본 원인에 주목합니다. 이 원인을 파악하는 핵심적인 열쇠가 바로 '**습담(濕痰)**', '**어혈(瘀血)**', 그리고 타고난 '**체질(體質)**'입니다.

1. 습담(濕痰): 몸속의 끈적끈적한 노폐물

'습담'은 우리 몸의 진액(津液), 즉 체액이 제대로 순환하지 못하고 정체되어 걸쭉하고 탁하게 변한 것을 의미합니다. 쉽게 말해 '몸속에 낀 물이끼'나 '끈적한 가래'와 같은 상태라고 생각할 수 있습니다.

잘못된 식습관, 운동 부족, 스트레스 등으로 인해 비위(脾胃)나 폐(肺), 신장(腎)과 같은 장부의 기능이 저하되면, 우리 몸의 수액대사가 원활하게 이루어지지 않습니다. 이때 소화 흡수되고 남은 잉여 영양분과 노폐물이 서로 엉겨 붙어 습담을 형성합니다. 이렇게 생성된 습담은 기혈(氣血)의 순환을 방해하고, 신진대사를 저하시켜 우리 몸을 에너지를 소모하지 못하고 쌓아두기만 하는 '축적형 체질'로 만듭니다. 몸이 잘 붓고, 무겁고, 피곤하며, 관절이 아픈 증상 등이 습담과 관련이 깊습니다.

2. 어혈(瘀血): 정체되고 탁해진 혈액

'어혈'은 혈액이 제대로 흐르지 못하고 한 곳에 정체되어 끈끈하고 탁해진 상태를 말합니다. 교통사고 후 멍이 드는 것처럼 물리적인 충격으로도 생기지만, 스트레스나 차가운 기운, 잘못된 자세 등으로 인해 혈액순환이 원활하지 못할 때도 발생합니다.

어혈이 있으면 몸 곳곳에 신선한 혈액과 영양분이 제대로 공급되지 못하고, 노폐물과 독소는 배출되지 않습니다. 이는 특정 부위의 만성적인 통증(두통, 생리통, 어깨 결림 등)을 유발할 뿐만 아니라, 신진대사를 방해하여 체지방이 쉽게 쌓이는 원인이 됩니다. 특히 복부나 하체 비만은 어혈과 밀접한 관련이 있는 경우가 많습니다.

3. 체질(體質): 살찌기 쉬운 몸의 '설계도'

그렇다면 왜 유독 어떤 사람에게 습담과 어혈이 더 잘 생기는 걸까요? 한의학은 그 답을 타고난 '체질'에서 찾습니다. 사람마다 장부(臟腑)의 강약과 기능적 특성이 다르게 태어나기 때문에, 특정 체질은 구조적으로 비만에 더 취약할 수밖에 없습니다.

특히 사상체질 중 '태음인(太陰人)'이 가장 대표적입니다. 태음인은 간(肝)의 기운이 강하고 폐(肺)의 기운이 약한 생리적 특성을 지닙니다. 간의 기능, 즉 영양분을 흡수하고 저장하는 능력(吸聚之氣)은 뛰어나지만, 폐의 기능, 즉 에너지를 온몸으로 퍼뜨리고 발산하는 능력(呼散之氣)은 상대적으로 약합니다.

이는 태음인이 '섭취한 영양분을 차곡차곡 쌓아두는 데는 능하지만, 그것을 에너지로 전환하여 쓰는 데는 서툰' 체질임을 의미합니다. 이러한 불균형은 몸 안에 습담이 정체되기 매우 쉬운 환경을 만들고, 결국 복부 비만을 중심으로 한 전신 비만으로 이어지기 쉽습니다. 실제로 임상에서 보면 비만 환자의 상당수가 태음인에 속하며, 이러한 체질적 특성 때문에 고혈압, 당뇨, 고지혈증, 중풍과 같은 심혈관계 및 대사성 질환에 노출될 위험 역시 다른 체질에 비해 현저히 높습니다.

이처럼 한의학적 관점에서 비만 치료의 목표는 단순히 체중계 숫자를 줄이는 것이 아닙니다. 몸속에 쌓인 습담과 어혈을 제거하고, 더 나아가 타고난 체질의 불균형을 바로잡아 **대사 시스템 자체를 정상화**하는 데 있습니다.

이는 단순히 덜 먹고 더 움직여서 살을 빼는 것과는 차원이 다른 접근입니다. 깨진 균형을 바로잡고 몸의 근본적인 환경을 바꾸는 치료를 통해, 비만이라는 '질병'을 치료하고 살이 잘 찌지 않는 건강한 체질로 개선하여 요요 현상을 방지하고 진정한 건강을 되찾는 것을 목표로 합니다.

다이어트 한약의 핵심 원리:
대사 촉진, 식욕 조절, 체내 독소 배출

다이어트 한약은 단순히 식욕을 억제하여 굶게 만드는 약이 아닙니다. 한의학적 다이어트는 우리 몸을 살이 빠지기 쉬운 최적의 상태로 되돌리는 것을 목표로 하며, 이를 위해 크게 세 가지 핵심 원리에 따라 처방이 이루어집니다. 바로 신진대사 촉진, 건강한 식욕 조절, 그리고 체내 독소 배출입니다. 이 세 가지 원리는 각각 독립적으로 작용하는 동시에 서로 유기적으로 연결되어 시너지 효과를 냅니다.

1. 신진대사 촉진: 몸의 에너지 소모율을 높여라

우리 몸의 기초대사량은 자동차의 연비와 같습니다. 기초대사량이 낮은 몸은 마치 연비가 낮은 차처럼, 조금만 먹어도 에너지가 남아 지방으로 쉽게 축적됩니다. 다이어트 한약의 가장 중요한 원리는 바로 이 기초대사량을 높여, 우리 몸을 '연비 높은 자동차'처럼 바꾸는 것입니다.

대표적인 약재인 마황(麻黃)은 교감신경계를 활성화하여 심박수를 높이고 체온을 상승시키는 역할을 합니다. 몸의 발전소인 미토콘드리아를 활성화시켜 열 생산을 촉진하는 것입니다. 이렇게 몸의 '엔진'을 더 강력하게 돌리면, 가만히 있어도 소모되는 에너지의 양이 자연스럽게 늘어납니다. 운동을 할 때 더 많은 땀이 나고 지방이 효과적으로 연소되는 것은 물론, 휴식 중에도 칼로리 소모가 증가하여 체지방이 분해되기 쉬운 환경이 만들어집니다.

2. 식욕 조절: 가짜 배고픔을 잠재워라

많은 분들이 다이어트에 실패하는 이유는 참을 수 없는 식욕 때문입니다. 하지만 그 식욕이 과연 진짜 배고픔일까요? 한의학에서는 스트레스로 인한 '간기울결(肝氣鬱結)'이나 위에 불필요한 열이 쌓인 '위열(胃熱)' 등이 가짜 배고픔과 폭식을 유발하는 주요 원인으로 봅니다.

다이어트 한약은 향정신성 약물처럼 뇌를 직접적으로 마비시켜 식욕을 강제로 억누르는 방식이 아닙니다. 대신, 식욕이 비정상적으로 항진된 원인을 찾아 해결합니다. 예를 들어, 스트레스로 인해 식욕이 폭발하는 사람에게는 마음을 안정시키고 뭉친 기운을 풀어주는 약재를, 소화기에 열이 많아 금방 허기를 느끼는 사람에게는 위의 열을 식혀주는 약재를 사용합니다.

이를 통해 뇌의 포만중추가 정상적으로 기능하도록 도와, 적정량의 식사만으로도 만족스러운 포만감을 느끼게 하고 불필요한 음식에 대한 갈망을 줄여줍니다. 진짜 배고픔과 가짜 배고픔을 구분할 수 있는 힘을 길러주는 것입니다.

3. 체내 독소 배출: 몸의 순환을 원활하게 하라

앞서 비만의 주된 원인으로 지목했던 습담(濕痰)과 어혈(瘀血)은 우리 몸의 신진대사를 방해하는 '독소(毒素)'이자 노폐물입니다. 몸 안에 이러한 독소가 가득 차 있으면, 아무리 좋은 음식을 먹고 운동을 해도 대사가 원활하게 이루어지지 않아 다이어트 효과가 더딜 수밖에 없습니다.

다이어트 한약은 이러한 독소를 몸 밖으로 효과적으로 배출하는 '해독(解毒)' 작용을 합니다. 기혈 순환을 촉진하여 정체된 어혈을 풀어주고, 이뇨 작용과 배변 활동을 원활하게 하여 몸속의 불필요한 수분(부종)과 노폐물인 습담을 배출시킵니다.

　이렇게 몸속 환경이 깨끗하게 정화되면, 막혀 있던 대사의 흐름이 뚫리면서 에너지 소모 효율이 극대화됩니다. 이는 단순히 체중 감량을 돕는 것을 넘어, 몸을 가볍게 만들고 부종을 완화하며 만성피로를 개선하는 등 전반적인 컨디션을 끌어올리는 효과를 가져옵니다.

　이 세 가지 원리가 조화롭게 작용함으로써, 다이어트 한약은 우리 몸이 스스로 균형을 되찾고 건강하게 체지방을 감량할 수 있도록 돕습니다. 이것이 바로 한약 다이어트를 **'체질 개선 다이어트'**라고 부르는 이유입니다.

특허받은 한약, 공비진약(共飛進躍):
다이어트와 체력 보강을 동시에

다이어트를 하다 보면 체중계 숫자는 줄어들지 몰라도, 기운이 없고, 면역력이 떨어져 감기에 쉽게 걸리며, 일상생활이 힘들어지는 경험을 하신 분들이 많을 겁니다. 체중 감량을 위해 시작한 다이어트가 오히려 건강을 해치고, 결국 지쳐서 포기하게 만드는 주된 이유입니다. '살은 빼고 싶지만, 기력이 달려서 못 하겠다'는 이 딜레마를 해결하기 위해 오랜 연구 끝에 개발한 처방이 바로 '공비진약(共飛進躍)'입니다.

'공비진약(共飛進躍)'은 단순한 경험방이 아닌, **2025년 9월 24일 대한민국 특허청에 정식으로 등록된 발명품**입니다. '공진단을 포함하며 진공저온 건조방식을 적용한 다이어트용 한약 조성물 및 이의 제조방법'이라는 명칭으로, **특허 제 10-2865645호로** 그 기술력을 공인받았습니다. 원장인 제가 직접 발명하고 특허권자로 등록하여, 처방의 원리부터 제조 과정까지 모든 것을 책임지고 관리합니다.

공비진약의 핵심 철학은 **'빼는 것'과 '채우는 것'**의 균형입니다. 체지방을 효과적으로 감량하는 동시에, 다이어트 과정에서 필연적으로 발생하는 기력과 면역력 저하를 막아주는 것, 이것이 공비진약이 기존의 다이어트 약들과 근본적으로 다른 점입니다.

이를 위해 공비진약은 크게 두 가지 약물군을 정교한 비율로 조합한 이중 구조(Dual-System)를 가집니다. 하나는 체지방을 공격하는 강력한

'창'의 역할을 하는 다이어트 약재군이며, 다른 하나는 우리 몸의 기력을 지키는 '방패' 역할을 하는 공진단(拱辰丹)입니다.

'채우는 약', 우리 몸의 방패: 공진단(拱辰丹)과 네 가지 보석

공진단은 『동의보감』에 수록된, 예로부터 황실에 진상하던 명약 중의 명약입니다. 다이어트 과정에서 우리 몸이 겪는 어려움을 정밀하게 해결하기 위해 선택된 네 가지 보석 같은 약재로 구성됩니다.

사향(麝香): 불안한 마음을 다스리는 '심신 안정제'

다이어트는 몸의 싸움이자 마음의 싸움입니다. 식단 조절 과정에서 많은 분들이 예민함, 불안감 등 심리적인 스트레스를 겪습니다. 사향은 막힌 기운을 뚫어주고 중추신경계를 안정시키는 데 탁월한 효과가 있습니다. 공비진약의 사향은 다이어트로 인해 불안정해지기 쉬운 심신을 편안하게 다스려, 스트레스로 인한 폭식을 막고 다이어트 과정을 심리적으로 안정되게 이끌어가는 데 도움을 줍니다.

녹용(鹿茸): 지친 체력을 채우는 '에너지 발전소'

식사량이 줄면 가장 먼저 기력 저하가 찾아옵니다. 녹용은 최고의 보양 약재로, 원기를 보충하고 체력을 회복시키며 면역력을 강화하는 데 핵심적인 역할을 합니다. 다이어트 중 녹용은 기초 체력을 유지시켜 활동량을 보장하고, 면역 체계가 약해지지 않도록 보호합니다. 덕분에 환자분들은 기운 없이 축 처지는 대신 활기차게 다이어트를 지속할 수 있는 에너지를 얻게 됩니다.

산수유(山茱萸): 만성 피로를 이기는 '지속 가능한 활력'

다이어트가 길어지면 몸속 에너지가 고갈되면서 만성 피로에 시달리기 쉽습니다. 산수유는 이러한 만성 피로를 완화하는 데 탁월한 효능을 가진 약재입니다. 우리 몸의 근본적인 에너지를 보충하여, 다이어트 과정에서 누적되는 피로감을 줄여주고 지속 가능성을 높여주는 역할을 합니다.

당귀(當歸): 혈액을 보충하는 '여성을 위한 선물'

무리한 다이어트는 피부 탄력 저하, 탈모, 생리불순 등의 문제를 동반할 수 있습니다. '여성의 성약(聖藥)'이라 불리는 당귀는 혈액을 보충하고 혈액순환을 원활하게 하는 대표적인 약재입니다. 공비진약의 당귀는 다이어트 중에도 혈액이 부족해지지 않도록 채워주어 건강한 안색과 피부를 유지하도록 돕습니다. 또한, 민감해질 수 있는 여성의 생리 주기를 안정적으로 조절하는 데도 도움을 주어 건강한 다이어트가 가능하게 합니다.

2. '빼는 약', 체지방을 향한 창: 다이어트 핵심 약재군

공비진약의 또 다른 한 축은 체지방 감량을 목표로 하는 핵심 약재들로, 과학적으로 체중 감량 효과가 입증된 성분들로 구성됩니다.

- 마황(麻黃): 주성분인 에페드린이 교감신경을 흥분시켜 식욕을 억제하고 신진대사율을 높입니다. 특히 우리 몸의 '세포 속 에너지 공장'인 미토콘드리아를 활성화하여 열 발생을 촉진, 몸의 칼로리 소모를 극대화하고 지방 분해를 가속화하는 핵심적인 역할을 합니다.

- 산삼(山蔘): 신진대사를 촉진하여 살이 잘 찌지 않는 체질로의 개

선을 돕습니다. 산삼의 핵심 성분인 진세노사이드는 미토콘드리아의 기능을 활성화하여 에너지 대사를 증진시키고, 지방 세포 분화를 억제하는 것으로 알려져 있습니다. 또한 스트레스 호르몬(코르티솔)을 완화하여 감정적인 폭식을 억제하는 데 기여하며, 특히 복부 지방 감소에 도움을 줄 수 있습니다.

- **백출(白朮), 복령(茯苓), 의이인(薏苡仁)**: 이 약재들은 강력한 이뇨 작용을 통해 몸속의 불필요한 수분과 노폐물, 즉 '습담(濕痰)'을 배출합니다. 이를 통해 부종을 효과적으로 개선하고 몸을 가볍게 만들어 줍니다. 또한 소화 기능을 강화하여 다이어트 중 발생할 수 있는 위장 문제를 해결하는 데 도움을 줍니다.

- **숙지황(熟地黃), 구기자(枸杞子)**: 다이어트 중 소모되는 기력을 보충하고, 호르몬 균형(특히 여성 호르몬)과 혈당 조절을 도와 불필요한 식욕을 잠재우는 데 도움을 줍니다. 숙지황은 다이어트의 지속 가능성을 높여주고, 구기자는 풍부한 식이섬유로 포만감을 유지시켜 과식을 방지합니다.

2. 마이플한의원만의 특별한 제조법: 진공저온 건조방식

최고의 약재를 사용하더라도 그 효능을 온전히 보존하지 못하면 의미가 없습니다. 특히 공진단의 핵심 약재인 사향과 녹용은 열에 매우 취약하여, 일반적인 고온 건조 방식으로는 유효성분이 쉽게 파괴되거나 변질될 수 있습니다.

공비진약은 이러한 약효 손실을 최소화하기 위해 '진공저온 건조방식'이라는 특수한 공법으로 만들어집니다. 저온의 진공 상태에서 수분을 건조시켜, 열에 민감한 약재들의 유효성분을 파괴 없이 그대로 보존하는 첨단 방식입니다.

결론적으로 공비진약은 체지방 감량 효과를 극대화하는 동시에, 다이어트의 가장 큰 적인 '체력 저하'와 '면역력 약화'를 '공진단'을 통해 적극적으로 방어하는 신개념 다이어트 한약입니다. 덕분에 환자분들은 더 이상 지치고 힘들게 굶는 다이어트가 아닌, 활기차고 건강하게 목표 체중에 도달하는 새로운 길을 경험할 수 있습니다.

현대 과학이 검증한 한약 재료의 효능: 미토콘드리아와 장 건강

"한약은 그냥 경험에 의존하는 것 아닌가요?"

오랫동안 한의학은 수천 년간 축적된 경험적 지혜를 바탕으로 질병을 치료해왔습니다. 그리고 현대 과학은 이제 그 지혜의 비밀을 분자생물학적 수준에서 하나씩 풀어내고 있습니다. 다이어트 한약 역시 마찬가지입니다. 과거의 언어로 설명되었던 한약의 효능들이, 오늘날에는 '미토콘드리아 활성화'와 '장내 미생물 환경 개선'이라는 구체적인 과학적 원리로 증명되고 있습니다.

미토콘드리아: 우리 몸의 에너지 공장을 깨워라

앞서 우리 몸의 '에너지 발전소'라고 설명했던 미토콘드리아의 기능 저하는 비만과 대사증후군의 핵심 원인 중 하나입니다. 에너지 발전소가 멈추면 연료(지방)는 태워지지 못하고 그대로 몸에 쌓이게 됩니다. 다이어트 한약은 바로 이 에너지 공장을 다시 가동시키는 역할을 합니다.

마황(麻黃)과 산삼(山蔘)의 핵심 성분(에페드린, 진세노사이드 등)은 미토콘드리아의 활동을 촉진하는 스위치를 켜는 것으로 밝혀졌습니다. 이는 미토콘드리아가 더 많은 지방과 당을 연료로 태워 열과 에너지를 생산하도록 유도합니다. 한약을 먹었을 때 몸이 따뜻해지고 땀이 나는 것은 바로 이 에너지 공장이 다시 활발하게 돌아가기 시작했다는 증거입니다.

결국 다이어트 한약은 단순히 칼로리 섭취를 줄이는 것을 넘어, 우리 몸의 가장 근본적인 에너지 대사 단위인 미토콘드리아의 효율을 높여 '지방을 잘 태우는 몸'으로 체질 자체를 바꾸는 과학적인 접근입니다.

장 건강: 다이어트의 성패를 좌우하는 '제2의 뇌'

최근 의학계의 가장 큰 화두는 단연 '장내 미생물(Gut Microbiome)'입니다. 우리 장 속에 사는 수십 조 개의 미생물이 우리의 면역, 대사, 심지어는 기분과 식욕까지 조절한다는 사실이 밝혀졌기 때문입니다. 장이 '제2의 뇌'라고 불리는 이유입니다.

연구에 따르면 비만한 사람의 장에는 지방을 축적하고 염증을 유발하는 유해균(일명 '뚱보균')이, 날씬한 사람의 장에는 지방 분해를 돕는 유익균(일명 '날씬균')이 더 많은 경향이 있습니다. 이 유해균들은 우리 뇌에 신호를 보내 설탕이나 정제 탄수화물에 대한 식탐을 부추기기도 합니다.

다이어트 한약은 이러한 장내 환경을 개선하여 다이어트의 성공률을 높입니다.

> • 백출(白朮), 복령(茯苓), 의이인(薏苡仁) 등은 한의학적으로 몸속의 불필요한 노폐물인 '습담(濕痰)'을 제거한다고 알려져 있습니다. 이는 현대 과학적으로 장내 염증 환경을 개선하고, 유해균이 살기 어려운 환경을 만드는 작용으로 해석할 수 있습니다.
>
> • **유산균 배양액의 활용**: 제가 개발한 '공비진약'의 경우, 제조 과정에서 특수하게 배양한 유산균 배양액을 첨가합니다. 이는 장내 유익균을 직접적으로 공급하고, 장 건강을 회복시켜 식욕 조절과 대사 활동이 원활하게 이루어지도록 돕는 현대적인 접근 방식입니다.

이처럼 한의학적 치료는 단순히 장의 연동 운동을 촉진하는 수준을 넘어, 장내 미생물 생태계라는 근본적인 시스템에 접근합니다. 건강한 장 환경을 만들어 식탐의 근원을 차단하고, 몸의 염증 반응을 줄여 대사 효율을 높이는 것입니다.

결론적으로 다이어트 한약은 수천 년의 경험적 지혜와 현대 과학의 만남입니다. 세포의 에너지 대사를 관장하는 미토콘드리아와 우리 몸의 작은 우주인 장(腸), 이 두 가지 핵심 요소를 동시에 다스림으로써, 건강하고 지속 가능한 체중 감량의 해법을 제시합니다.

다이어트 약 vs. 시술 vs. 한약: 당신의 선택은?

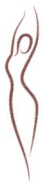

1. 식욕억제제: 의존성과 위험성

 다이어트를 결심했을 때 가장 먼저 떠올리는 선택지 중 하나가 바로 '식욕억제제'일 것입니다. 굶주림이라는 가장 큰 고통을 단번에 해결해 줄 것 같은 이 약은, 힘들고 어려운 다이어트의 여정을 단축시켜 줄 강력한 '지름길'처럼 보입니다. 하지만 그 지름길의 끝에는 무엇이 기다리고 있을까요?
 대부분의 병원에서 처방되는 식욕억제제(펜터민, 펜디메트라진, 디에틸프로피온 등)는 '향정신성의약품'으로 분류됩니다. 이름에서 알 수 있듯, 이 약들은 우리 몸의 중추신경계, 즉 뇌에 직접 작용하여 식욕을 강제로 억제하는 원리입니다.

어떻게 식욕을 '강제로' 끄는가?

이 약물들은 우리 뇌의 시상하부에서 '노르에피네프린'이라는 신경전달물질의 분비를 촉진합니다. 노르에피네프린은 우리 몸이 위협을 느꼈을 때 분비되는, 소위 '투쟁-도피(fight-or-flight)' 반응을 일으키는 호르몬입니다. 맹수를 만났을 때 밥 생각이 나지 않는 것처럼, 이 약은 우리 몸을 인위적으로 계속 흥분하고 긴장된 상태로 만들어 배고픔이라는 감각 자체를 느끼지 못하게 만듭니다.

몸이 보내는 경고 신호: 흔한 부작용들

뇌의 스위치를 강제로 내린 대가는 결코 가볍지 않습니다. 우리 몸이 끊임없이 각성 상태에 놓이면서 여러 가지 부작용이 나타나게 됩니다.

- **불면증**: 가장 흔한 부작용입니다. 뇌가 계속 깨어있으니 깊은 잠을 잘 수 없습니다.
- **심장 두근거림(빈맥)**: 교감신경이 흥분하여 심장이 필요 이상으로 빨리 뛰게 됩니다.
- **혈압 상승**: 혈관이 수축하여 혈압이 오를 수 있어, 고혈압 환자에게는 매우 위험합니다.
- **입마름, 두통, 어지럼증, 손떨림**: 신경계가 과도하게 흥분하면서 나타나는 증상들입니다.
- **감정 변화**: 이유 없이 불안하거나, 신경이 극도로 예민해지고, 감정 기복이 심해질 수 있습니다. 심한 경우 환각이나 망상과 같은 심각한 정신과적 부작용을 겪기도 합니다.

벗어날 수 없는 굴레: 내성과 의존성

더 심각한 문제는 바로 '내성'과 '의존성'입니다.

우리 몸은 약물에 금방 적응하기 때문에, 시간이 지날수록 같은 용량으로는 처음과 같은 효과를 느끼지 못하게 됩니다(내성). 결국 식욕을 억제하기 위해 점점 더 많은 용량의 약을 찾게 됩니다.

심리적 의존성 또한 심각합니다. '이 약이 없으면 내 식욕을 절대 통제할 수 없을 거야'라는 불안감에 사로잡혀 약을 끊지 못하게 되는 것입니다. 약을 중단하면 극심한 피로감과 우울감, 그리고 이전보다 더 강력한 식욕이 보복처럼 밀려오는 금단 증상을 겪게 되고, 이는 결국 다시 약을 찾게 만드는 악순환으로 이어집니다.

이러한 위험성 때문에 식약처에서는 이 약물들을 3개월 이내의 단기 처방만 허용하고 있지만, 현실에서는 여러 병원을 옮겨 다니며 장기 복용하는 '약물 쇼핑'이 공공연하게 이루어지고 있습니다.

한약과의 근본적인 차이점

다이어트 한약 역시 식욕을 조절하는 기능이 있지만, 그 원리는 근본적으로 다릅니다. 한약은 뇌신경을 강제로 마비시키는 것이 아니라, 위장에 쌓인 불필요한 열을 식히거나(위열), 스트레스로 뭉친 기운을 풀어주는 등 식욕이 항진된 '원인'을 찾아 해결합니다. 우리 몸의 균형을 되찾아 스스로 식욕을 조절하는 힘을 길러주는 것입니다.

식욕억제제라는 '강제적인 통제'의 길을 선택할 것인가, 아니면 한약을 통해 '건강한 조절'의 힘을 되찾을 것인가. 당신의 몸은 어떤 선택을 원하고 있을까요?

2. 지방흡수억제제 등: 영양소를 '차단'하는 약물의 함정

뇌에 직접 작용하는 식욕억제제와는 다른 기전으로 작용하는 다이어트 약물들도 있습니다. 이 약들은 식욕 자체를 건드리기보다, 우리가 섭취한 음식의 영양소가 몸에 흡수되는 과정을 방해하는 '차단제' 역할을 합니다. 대표적인 것이 바로 '지방흡수억제제'인 제니칼(성분명: 올리스타트)입니다.

제니칼(올리스타트)의 원리와 그림자

제니칼은 췌장에서 분비되는 지방분해효소(리파아제)의 작용을 억제합니다. 우리가 지방이 함유된 음식을 먹으면, 이 약이 효소의 활동을 막아 섭취한 지방의 약 30%가 소화·흡수되지 못하고 그대로 대변을 통해 몸 밖으로 배출되게 만듭니다.

마음껏 먹어도 지방의 일부는 흡수되지 않는다는 점 때문에 매우 매력적으로 들릴 수 있습니다. 하지만 우리 몸이 흡수하지 못한 그 지방은 어디로 갈까요? 바로 이 지점에서 제니칼의 가장 큰 단점이자 불편한 진실이 드러납니다.

소화되지 않은 지방이 장을 통과하면서 다음과 같은 예측 불가능하고 불편한 부작용을 유발합니다.

- 지방변(油便): 변기에 기름이 둥둥 뜨고, 변을 봐도 개운치 않은 느낌이 듭니다.
- 급박변 및 변실금: 본인의 의지와 상관없이 기름진 변이 속옷에 묻어 나오거나, 방귀를 뀔 때 기름이 함께 새어 나오는 매우 당혹스러운 상황을 겪을 수 있습니다. 일상생활과 사회생활에 큰 지장을

> 초래하는 부작용입니다.
> - **복부 팽만감, 경련, 잦은 가스**: 장내 환경이 비정상적으로 변하면서 생기는 소화기 증상입니다.
> - **지용성 비타민 결핍**: 지방의 흡수를 막으면서, 지방과 함께 흡수되어야 할 지용성 비타민(A, D, E, K)의 흡수까지 방해합니다. 이로 인해 장기 복용 시 피부가 건조해지거나 면역력이 떨어지는 등 영양 불균형 문제가 발생할 수 있습니다.

3. 또 다른 약물들: 보상회로 차단과 그 위험성

최근에는 식욕과 식탐에 관여하는 뇌의 '보상회로'에 작용하는 약물(콘트라브 등)도 사용됩니다. 이는 음식 중독이나 감정적 섭식에 일부 효과를 보일 수 있지만, 구역감, 두통, 어지럼증 등 흔한 부작용 외에도 혈압 상승이나 자살 충동과 같은 심각한 정신과적 부작용의 위험성을 안고 있어 사용에 매우 신중한 접근이 필요합니다.

이뇨제와 항전간제: 체중 감량을 위한 위험한 '꼼수'

공식적인 비만 치료제 외에, 일부에서는 다른 질병을 치료하기 위한 약물을 다이어트 목적으로 오남용하는 위험한 시도가 이루어지기도 합니다. 이는 약물의 '부작용'을 역이용하는 것으로, 매우 심각한 건강 문제를 초래할 수 있습니다.

- **이뇨제**: 지방이 아닌 '생명수'를 빼내는 약

이뇨제는 본래 고혈압이나 심부전 환자들의 '부종'을 치료하기 위해 신장에서 강제로 수분을 빼내는 약입니다. 이 약을 복용하면 소변 양이 급격히 늘어나면서 일시적으로 체중이 1~2kg 줄어들 수 있습니다. 하지만 이는 체지방이 아닌, 우리 몸에 꼭 필요한 수분이 빠져나간 결과일 뿐입니다. 물만 마시면 즉시 원래 체중으로 돌아오는 '가짜 감량'인 셈이죠.

진짜 문제는 따로 있습니다. 강제로 수분을 빼내는 과정에서 칼륨, 나트륨 등 생명 유지에 필수적인 전해질까지 함께 빠져나가면서 전해질 불균형을 초래합니다. 이는 무기력증, 근육 경련을 유발하며 심할 경우 심장 부정맥과 같은 치명적인 결과를 낳을 수 있습니다.

- 항전간제(항경련제): 뇌 기능을 빌린 위험한 도박

토피라메이트와 같은 항전간제는 뇌전증(간질)이나 편두통을 치료하기 위해 개발된 약물입니다. 이 약물의 부작용 중 하나가 바로 '식욕 부진'과 '미각 변화'인데, 바로 이 점을 이용하여 다이어트에 사용되는 것입니다. 하지만 본래 목적과 다른 이유로 뇌신경에 작용하는 약물을 쓰는 것은 매우 위험한 도박입니다. 흔히 '멍해지는 약'으로 불릴 만큼 집중력 저하, 기억력 감퇴, 언어 장애와 같은 인지 기능 부작용을 유발할 수 있으며, 손발 저림이나 우울감, 신장 결석의 위험성을 높이기도 합니다.

'차단'과 '꼼수'가 아닌 '소통'을 선택해야 하는 이유

이러한 약물들의 공통점은 우리 몸의 자연스러운 소화, 흡수, 대사 과정을 인위적으로 '차단'하거나 '교란'하고, 심지어는 다른 질병 치료제의 '부작용'을 빌려 쓰는 것입니다. 이는 단기적인 효과는 있을지 몰라도, 장기적으로는 우리 몸의 균형을 심각하게 깨뜨릴 수 있습니다.

한의학적 다이어트는 이와 정반대의 접근법을 취합니다. 단순히 영양소의 흡수를 막거나, 수분을 강제로 빼내거나, 뇌신경을 교란하는 대신, 비위(脾胃) 기능을 강화하여 우리 몸이 섭취한 음식을 건강하게 대사할 수 있는 능력 자체를 길러주는 것을 목표로 합니다. 또한 몸속의 노폐물(습담)을 제거하여 대사가 원활하게 이루어지도록 돕습니다.

우리 몸을 억지로 속이거나 위험한 꼼수를 쓰는 대신, **몸의 기능을 회복시켜 스스로 건강을 되찾도록 돕는 것**. 이것이 바로 한약이 추구하는 지속 가능한 다이어트의 핵심입니다.

4. GLP-1 유사체: 혁신인가, 위험한 지름길인가?

'기적의 다이어트 주사'라고 불리며 전 세계적인 열풍을 일으키고 있는 GLP-1(Glucagon-like peptide-1) 유사체. 위고비(성분명: 세마글루타이드)와 마운자로(성분명: 티르제파타이드)를 필두로 한 이 약물들은 기존의 어떤 치료제보다 강력한 체중 감량 효과를 보여주며 비만 치료의 새로운 지평을 연 것으로 평가받습니다. 하지만 이 혁신적인 효과의 이면에는 우리가 반드시 알아야 할 그림자들이 존재합니다.

작용 원리: 우리 몸을 어떻게 '속이는가'

GLP-1 유사체는 본래 우리 몸의 소장에서 음식 섭취 시 분비되는 '인크레틴' 호르몬을 모방하여 만듭니다. 이 약물은 뇌의 시상하부에 작용하여 포만감을 느끼게 하고, 위의 음식물 배출 속도를 의도적으로 지연시켜 그 포만감이 더 오래 유지되도록 합니다. 또한, 인슐린 분비를 촉진하여 혈당을 안정시키는 역할도 합니다. (특히 마운자로는 GLP-1과 GIP라는 두 가지 호르몬에 동시에 작용하여 더 강력한 효과를 냅니다.) 즉, 우리 몸을 '방금 밥을 먹어서 배가 부른 상태'로 속여 식욕을 억제하고 섭취량을 줄이는 원리입니다.

① 일상을 위협하는 소화기 부작용

가장 흔하게, 그리고 가장 먼저 마주하는 문제는 바로 소화기계 부작용입니다. 위의 운동을 강제로 늦추는 과정에서 많은 사용자들이 메스꺼움, 구토, 설사, 변비 등 일상생활이 어려울 정도의 불편함을 겪으며, 이로 인해 치료를 중단하는 경우가 많습니다.

② 약을 끊으면 돌아오는 체중, '요요'의 덫

GLP-1 유사체의 가장 근본적인 한계는 약효가 약물에 전적으로 의존한다는 점입니다. 여러 대규모 임상 연구에서 공통적으로 확인된 사실은, 약을 중단하면 빠졌던 체중의 상당 부분이 다시 돌아온다는 것입니다. 이는 GLP-1 유사체가 비만을 '완치'하는 개념이 아니라, 고혈압약처럼 지속적으로 사용해야만 효과가 유지되는 '관리'의 개념이라는 것을 의미합니다.

③ 지방과 함께 사라지는 근육

건강한 다이어트의 핵심은 체지방을 최대한 줄이면서 근육량은 지키는 것입니다. 하지만 GLP-1 유사체를 통한 체중 감량 과정에서는 지방과 함께 상당량의 근육이 함께 소실되는 문제가 보고되고 있습니다. 근육량의 감소는 기초대사량을 떨어뜨려, 약을 중단했을 때 이전보다 훨씬 더 쉽게 살이 찌는, 즉 요요 현상을 가속화시키는 원인이 될 수 있습니다.

④ 간과해서는 안 될 심각한 부작용 위험

단순한 불편감을 넘어, 생명과 직결될 수 있는 심각한 부작용의 위험성 또한 존재합니다.

- 급성 췌장염 (Acute Pancreatitis) 임상 연구 과정에서 GLP-1 유사체를 투여한 환자들에게서 급성 췌장염이 보고되었습니다. 급성 췌장염은 등 쪽으로 뻗치는 극심한 복통을 특징으로 하는 응급 질환으로, 즉시 약물 투여를 중단하고 병원 치료를 받아야 합니다.
- 갑상선 수질암의 위험 (Risk of Thyroid C-cell Tumors) 미국 FDA는 이 약물들에 대해 가장 높은 수준의 경고인 '블랙박스 경고(Black Box Warning)'를 명시하고 있습니다. 동물(쥐) 실험에서 GLP-1 유사체가 갑상선 수질암을 유발하는 것으로 나타났기 때문입니다. 사람에게도 동일한 위험이 있는지는 명확히 밝혀지지 않았지만, 그 잠재적 위험성 때문에 본인이나 가족 중에 갑상선 수질암 또는 다발성 내분비선종 증후군 2형(MEN 2) 병력이 있는 사람은 이 약물을 절대 사용해서는 안 됩니다.
- 저혈당 (Hypoglycemia) 비만 치료 목적으로 이 약물을 단독으로 사용하는 경우, 저혈당 위험은 높지 않습니다. 하지만 인슐린이나 설포닐우레아 계열의 다른 당뇨병 약과 함께 복용할 경우, 심각한 저혈당에 빠질 위험이 크게 증가합니다. 따라서 당뇨병 환자가 이

> 약을 사용할 때는 반드시 의사의 엄격한 관리 감독하에 용량 조절이 이루어져야 합니다.
> - 위 마비(Gastroparesis) 및 장폐색(Ileus) 위의 운동을 늦추는 약의 작용이 일부 환자에게서는 극단적으로 나타나, 위가 제대로 수축하지 못하고 음식을 비우지 못하는 '위 마비' 상태를 유발할 수 있다는 사례가 보고되고 있습니다. 또한 최근에는 장의 운동이 멈춰 막히는 응급 질환인 '장폐색' 위험이 약물 정보에 추가되기도 했습니다.

한의학적 접근과의 비교

GLP-1 유사체는 외부에서 강력한 호르몬 작용을 주입하여 우리 몸의 식욕 시스템을 '강제로' 통제하는 방식입니다. 그 효과는 강력하지만, 부작용과 요요, 근손실이라는 명백한 한계를 가지고 있습니다.

반면, 한의학적 다이어트는 우리 몸의 시스템을 '정상화'시키는 것을 목표로 합니다. 단순히 식욕을 억제하는 것을 넘어, 신진대사의 엔진인 미토콘드리아를 활성화하고, 소화와 흡수의 중심인 장 기능을 강화하며, 기혈의 균형을 맞춰 우리 몸이 스스로 식욕을 조절하고 대사를 원활하게 하는 힘을 되찾도록 돕습니다. 이는 평생 약물에 의존하지 않고도 건강한 체중을 유지할 수 있는 근본적인 해결책을 제시하는 길입니다.

5. 지방흡입/지방분해주사: 근본을 외면한 국소적 해결

다이어트를 해도 유독 빠지지 않는 부위들이 있습니다. 흔히 말하는 팔뚝살, 허벅지 안쪽 살, 그리고 아랫배는 많은 분들의 마지막 고민거리로 남곤 합니다. 이때 '지방흡입'이나 '지방분해주사'는 특정 부위의 지방을 직접 제거해 준다는 점에서 매우 빠르고 확실한 해결책처럼 보입니다. 하지만 이는 나무만 보고 숲은 보지 못하는, 근본을 외면한 국소적인 해결책에 불과합니다.

어떻게 지방을 '직접' 빼내는가?

- **지방흡입**: 수술적인 방법으로, 피부에 작은 절개를 낸 뒤 캐뉼라라는 가느다란 관을 삽입하여 해당 부위의 지방세포를 물리적으로 흡입해 빼내는 시술입니다. 특정 부위의 지방세포 수를 영구적으로 줄여주기 때문에 사이즈 감소 효과가 매우 드라마틱하게 나타납니다.

- **지방분해주사**: 비수술적인 방법으로, 지방세포를 파괴한다고 알려진 여러 약물을 주사하여 지방 분해를 유도하는 시술입니다. 지방흡입보다 간편하다는 장점이 있지만, 여러 번 시술을 받아도 만족스러운 사이즈 감소 효과를 보지 못하거나 효과가 미미한 경우가 매우 많습니다. 개인의 지방 유형이나 시술 약물에 따라 반응이 천차만별이며, 기대했던 효과를 얻지 못하는 경우가 빈번합니다.

'뿌리'는 그대로 둔 채 '열매'만 따는 격

이러한 시술들은 눈에 보이는 변화를 약속하지만, 다음과 같은 명백한 한계를 가지고 있습니다.

① 비만 치료가 아닌 '체형 교정술'이다.

지방흡입과 주사는 결코 비만을 치료하는 방법이 아닙니다. 안전하게 제거할 수 있는 지방의 양은 제한적이며, 전체 체중 감량에 미치는 영향은 미미합니다. 이는 살이 찐 근본 원인을 해결하는 것이 아니라, 이미 쌓여있는 지방 덩어리를 덜어내는 '체형 교정'에 가깝습니다.

② '살찌는 체질'은 그대로다.

가장 큰 문제는, 지방세포를 제거하더라도 살이 찌게 만든 나의 생활 습관과 대사 기능, 즉 '살찌는 체질'은 전혀 변하지 않는다는 점입니다. 우리 몸의 불균형(습담, 어혈 등)이 개선되지 않으면, 우리 몸은 계속해서 잉여 에너지를 지방으로 축적하려고 할 것입니다.

이때 재미있는 현상이 나타납니다. 지방흡입으로 지방세포를 제거한 부위는 다시 살이 찌기 어렵지만, 우리 몸은 다른 부위에 지방을 대신 축적하기 시작합니다. 예를 들어 복부 지방흡입을 한 뒤, 이전에는 찌지 않던 등이나 팔뚝에 살이 집중적으로 붙는 '풍선 효과'가 나타날 수 있습니다. 결국 문제의 위치만 이동했을 뿐, 근본적인 해결책이 되지 못하는 것입니다.

③ 건강의 적, '내장지방'은 건드릴 수 없다.

이러한 시술들은 피부 바로 아래에 있는 피하지방만을 제거할 수 있습니다. 하지만 고혈압, 당뇨, 심장병 등 온갖 성인병의 주범으로 지목되는, 장기 사이에 낀 내장지방은 수술이나 주사로 절대 제거할 수 없습니다. 겉모습은 날씬해졌을지 몰라도, 건강을 위협하는 진짜 원인은 몸속에 그대로 남아있게 됩니다.

④ 수술 및 시술의 위험성

지방흡입은 전신마취의 위험, 수술 후 감염, 출혈, 피부 유착이나 표면이 울퉁불퉁해지는 부작용을 감수해야 합니다. 지방분해주사 역시 효과의 불확실성은 물론, 멍, 부기, 통증을 비롯해 드물지만 피부 괴사와 같은 심각한 부작용의 위험이 존재합니다.

오염된 연못의 녹조를 뜰채로 건져내는 것은 임시방편일 뿐입니다. 당장은 깨끗해 보일지 몰라도, 연못 자체가 썩어 있다면 녹조는 다시 생겨날 수밖에 없습니다.

한의학적 다이어트는 이와 달리 연못의 수질 자체를 개선하는 것을 목표로 합니다. 몸속의 노폐물과 독소를 제거하고, 저하된 대사 기능을 끌어올려 우리 몸 전체를 '살이 잘 빠지고 다시 찌지 않는 건강한 환경'으로 바꾸는 것입니다. 이렇게 몸의 근본적인 환경이 바뀌면, 특정 부위에 국한되지 않고 내장지방과 피하지방이 함께 건강하게 감량될 수 있습니다.

6. 다이어트 한약: 몸의 균형을 되찾는 근본적인 해답

지금까지 우리는 현대 의학이 비만에 접근하는 다양한 방법들을 살펴보았습니다. 뇌신경을 강제로 억제하는 식욕억제제, 영양소의 흡수를 물리적으로 차단하는 지방흡수억제제, 외부에서 호르몬을 주입하여 포만감을 조작하는 GLP-1 유사체, 그리고 지방 덩어리를 직접 떼어내는 수술과 시술까지.

이 방법들은 저마다의 원리로 단기적인 체중 감량 효과를 보여줄 수 있습니다. 하지만 이들에게는 한 가지 공통점이 있습니다. 바로 우리 몸을 **'통제'하거나 '차단'하거나 '제거'해야 할 대상**으로 본다는 점입니다. 이는 살이 찔 수밖에 없었던 내 몸의 근본적인 불균형, 즉 '원인'은 외면한 채, '결과'인 체지방만을 제거하려는 대중적인 접근법에 가깝습니다.

한의학적 다이어트는 이와는 전혀 다른 관점에서 출발합니다. 우리 몸을 적으로 규정하고 싸우는 대신, 몸이 왜 균형을 잃었는지에 귀 기울이고 그 균형을 되찾도록 돕는 것을 목표로 합니다. 다이어트 한약은 그 목표를 이루기 위한 가장 근본적인 해답을 제시합니다.

① '통제'가 아닌 '활성화'

다이어트 한약은 우리 몸의 에너지 발전소인 미토콘드리아를 활성화하여 신진대사율 자체를 끌어올립니다. 이는 외부의 힘으로 억지로 칼로리 소모를 쥐어짜는 것이 아니라, 내 몸의 잠자고 있던 엔진을 다시 깨워 스스로 에너지를 효율적으로 태울 수 있는 상태로 만드는 것입니다.

② '차단'이 아닌 '소통과 배출'

지방흡수억제제가 영양소의 흡수를 막는 동안, 한약은 비위(脾胃) 기능을 강화하여 소화와 흡수가 원활하게 이루어지도록 돕습니다. 동시에, 몸속에 정체된 노폐물과 독소인 습담(濕痰)과 어혈(瘀血)을 몸 밖으로 배출시켜 기혈 순환의 통로를 깨끗하게 청소합니다. 막힌 곳을 뚫고, 더러운 것을 치워 우리 몸의 시스템이 정상적으로 소통하고 기능하도록 만드는 것입니다.

③ '제거'가 아닌 '보강과 안정'

다이어트는 필연적으로 체력 소모를 동반합니다. 수술이나 시술이 지방 외에는 아무것도 채워주지 못하는 반면, 한약은 공진단 등을 통해 다이어트 과정에서 부족해지기 쉬운 기혈(氣血)을 보강합니다. 체력을 채워 지치지 않게 하고, 마음을 안정시켜 스트레스로 인한 폭식을 막아줍니다. 이는 단순히 살을 빼는 것을 넘어, 다이어트 과정을 건강하고 활기차게 이끌어가는 전인적인 치료입니다.

이처럼 한의학적 다이어트는 체중 감량이 '건강을 되찾는 과정에서 나타나는 자연스러운 결과'가 되어야 한다고 믿습니다.

우리 몸의 시스템을 무시하고 억누르는 방법은 결국 더 큰 불균형과 요요 현상을 낳을 수밖에 없습니다. 내 몸의 무너진 균형을 바로 세우고, 스스로 건강을 유지할 수 있는 힘을 길러주는 것. 이것이야말로 진정으로 지속 가능한 다이어트이자, 한약이 제시하는 근본적인 해답입니다.

Part 3

한약과 함께하는 다이어트 전략: 먹고, 움직이고, 쉬는 법

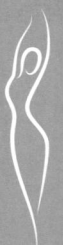

5장

무엇을, 어떻게 먹을까?: 영양의 진실과 식습관의 힘

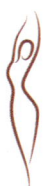

3대 영양소의 재발견: 탄수화물, 단백질, 지방

성공적인 다이어트는 '무엇을 먹지 말아야 할까'를 아는 것에서 시작하여, '무엇을 어떻게 먹어야 할까'를 이해하는 것에서 완성됩니다. 다이어트의 가장 기본이 되는 세 가지 영양소, 탄수화물, 단백질, 지방에 대한 깊이 있는 이해는 건강한 식단을 구성하는 첫걸음입니다. 이들을 무조건 피해야 할 '적'으로 생각하는 대신, 우리 몸에서 어떤 역할을 하는지 제대로 이해하고 현명하게 선택하는 지혜가 필요합니다.

탄수화물: 우리 몸을 움직이는 핵심 연료

탄수화물은 우리 몸이 가장 우선적으로, 그리고 가장 효율적으로 사용하는 핵심 에너지원입니다. 특히 우리의 뇌는 포도당을 주연료로 사용하기 때문에, 탄수화물이 부족하면 집중력이 저하되고 무기력해지기 쉽습니다. 다이어트를 할 때 탄수화물을 무조건 끊는 것이 아니라, '좋은 탄수화물'을 '적절한 양'만큼 섭취하는 것이 중요합니다.

• 가까이해야 할 '좋은 탄수화물 (복합당)'

현미, 귀리, 통밀과 같은 통곡물, 콩류, 고구마, 그리고 각종 채소에 풍부합니다. 이들은 소화 흡수가 천천히 이루어져 혈당을 완만하게 올리고, 풍부한 식이섬유 덕분에 포만감을 오래 유지시켜 줍니다. 이는 불필요한 간식 섭취와 폭식을 막아주는 든든한 아군이 됩니다.

• 멀리해야 할 '나쁜 탄수화물 (단순당/정제 탄수화물)'

흰쌀, 흰빵, 밀가루, 설탕, 과자, 음료수 등 정제된 탄수화물입니다. 이들은 섭취 즉시 혈당을 급격히 치솟게 하는 '혈당 스파이크'를 유발합니다. 급등한 혈당을 처리하기 위해 인슐린이 과도하게 분비되고, 이때 사용되고 남은 당은 고스란히 체지방으로 저장됩니다.

단백질: 근육을 지키고 포만감을 주는 건축 자재

단백질은 근육, 피부, 머리카락, 손톱 등 우리 몸을 구성하는 기본 재료이자, 호르몬과 효소를 만드는 필수 성분입니다. 다이어트 시 단백질 섭취는 선택이 아닌 필수이며, 다음과 같은 핵심적인 역할을 합니다.

> **근육 손실 방지**: 다이어트 중 칼로리 섭취가 줄면 우리 몸은 지방과 함께 근육을 분해하여 에너지원으로 사용하려고 합니다. 이때 충분한 단백질을 섭취하면 근육의 손실을 최소화할 수 있습니다. 근육은 기초대사량을 유지하는 핵심적인 역할을 하므로, 근육을 지키는 것이야말로 요요 현상을 막는 가장 중요한 전략입니다.
>
> **높은 포만감**: 단백질은 3대 영양소 중 가장 높은 포만감을 줍니다. 매 끼니에 단백질을 포함시키면 식사 후 만족감이 오래 지속되어 다음 식사 때까지 군것질의 유혹을 이겨내는 데 큰 도움이 됩니다.
>
> **높은 열효율**: 우리 몸은 단백질을 소화시키는 데 다른 영양소보다 더 많은 에너지를 사용합니다. 즉, 단백질을 먹는 것만으로도 칼로리 소모가 더 늘어나는 효과가 있습니다. 살코기, 닭가슴살, 생선, 계란, 두부, 콩류 등 양질의 단백질을 꾸준히 섭취하는 것이 중요합니다.

지방: 다이어트의 적이라는 오래된 누명

'지방'은 오랫동안 다이어트의 주적으로 오해받아 왔습니다. 하지만 지방은 우리 몸의 세포막을 구성하고, 체온을 유지하며, 각종 호르몬을 생성하고, 지용성 비타민(A, D, E, K)의 흡수를 돕는 필수적인 영양소입니다. 탄수화물과 마찬가지로, 지방 역시 '좋은 지방'과 '나쁜 지방'을 구분해서 섭취하는 것이 핵심입니다.

① 적극적으로 섭취해야 할 '좋은 지방 (불포화지방)'

올리브유, 아보카도, 견과류, 씨앗류, 그리고 등 푸른 생선(고등어, 연어 등)에 풍부합니다. 좋은 지방은 우리 몸의 염증 수치를 낮추고, 혈관을 깨끗하게 하며, 포만감을 주어 다이어트에 오히려 도움을 줍니다.

② 반드시 피해야 할 '나쁜 지방 (트랜스지방)'

과자, 튀김, 마가린, 가공식품에 많이 들어있는 트랜스지방은 우리 몸의 염증을 유발하고 온갖 질병의 원인이 되므로 반드시 피해야 합니다.

③ 적당히 섭취해야 할 '포화지방'

주로 육류의 기름이나 버터, 코코넛 오일 등에 포함된 포화지방은 과거에는 무조건 나쁜 것으로 알려졌지만, 최근에는 적정량 섭취는 문제 되지 않는다는 것이 정설입니다. 다만 과도한 섭취는 주의하는 것이 좋습니다.

어떤 영양소 하나를 악마로 규정하고 식단에서 완전히 배제하는 극단적인 방법은 결국 실패할 수밖에 없습니다. 세 가지 영양소의 역할을 올바르게 이해하고, 가공되지 않은 건강한 자연의 식재료를 통해 균형 잡힌 식사를 하는 것이야말로 가장 확실하고 지속 가능한 다이어트의 길입니다.

식이섬유와 당지수(GI): 살 안 찌게 먹는 법

같은 탄수화물이라도 어떤 것은 살이 덜 찌고, 어떤 것은 더 쉽게 살이 찌는 이유는 무엇일까요? 그 비밀을 푸는 두 가지 열쇠가 바로 식이섬유와 당지수(GI)입니다. 이 두 가지 개념을 이해하면, 우리는 혈당을 안정시키고 지방 축적을 막는 현명한 식사를 할 수 있습니다.

식이섬유: 다이어트의 숨은 영웅

식이섬유는 채소, 과일, 통곡물, 콩류에 풍부한 성분으로, 우리 몸의 소화 효소로는 분해되지 않아 흡수되지 않고 몸 밖으로 배출되는 특별한 탄수화물입니다. 칼로리는 거의 없지만, 다이어트에 미치는 긍정적인 영향은 매우 강력합니다.

- **강력한 포만감 제공**: 식이섬유는 위장에서 수분을 흡수하여 부풀어 오르는 성질이 있습니다. 이는 적은 양을 먹어도 금방 배가 부르게 하고, 그 포만감을 오래 유지시켜 주어 불필요한 과식을 막아줍니다.
- **혈당 상승 억제**: 식이섬유는 음식물이 위장에서 소장으로 넘어가는 속도를 늦춰줍니다. 마치 댐이 물의 속도를 조절하듯, 당이 우리 몸에 흡수되는 속도를 늦추어 혈당이 급격하게 치솟는 '혈당 스파이크'를 막아줍니다. 안정된 혈당은 지방 축적 호르몬인 인슐린의 과도한 분비를 막는 핵심적인 역할을 합니다.
- **장내 환경 개선**: 식이섬유는 장 속에 사는 유익균, 즉 '날씬균'의 좋은 먹이가 됩니다. 건강한 장내 환경은 원활한 배변 활동을 돕는 것은 물론, 식욕 조절과 신진대사에도 긍정적인 영향을 미칩니다.

당지수(GI): 혈당을 올리는 속도의 '성적표'

당지수(Glycemic Index, GI)란 특정 음식을 섭취했을 때, 얼마나 빠른 속도로 혈당을 올리는지를 0부터 100까지의 수치로 나타낸 것입니다. 이 수치가 높을수록 혈당을 빠르게 올려 살이 찌기 쉬운 음식이라고 할 수 있습니다.

- **고(高) GI 식품 (주의!)**: GI 지수가 70 이상인 음식으로, 섭취 시 혈당을 매우 빠르게 올립니다. 흰쌀밥, 흰빵, 감자, 떡, 설탕 등이 대표적입니다. 이런 음식은 인슐린 분비를 급격히 촉진하여 섭취한 에너지를 지방으로 빠르게 전환시킵니다.
- **저(低) GI 식품 (추천!)**: GI 지수가 55 이하인 음식으로, 섭취 시 혈당을 천천히, 완만하게 올립니다. 현미, 통곡물, 콩류, 대부분의 채소, 당도가 낮은 과일 등이 여기에 속합니다. 이런 음식은 포만감을 오래 유지시켜 주고, 우리 몸이 지방을 축적하기보다 에너지원으로 사용하도록 돕습니다.

살 안 찌게 먹는 현명한 방법

식이섬유와 당지수는 동전의 양면과 같습니다. 대부분 **식이섬유가 풍부한 음식은 당지수가 낮고, 당지수가 높은 음식은 식이섬유가 부족**합니다.

따라서 '살 안 찌게 먹는 법'은 생각보다 간단합니다. 식단을 짤 때 가공된 흰 탄수화물 대신, 식이섬유가 풍부한 자연 그대로의 통곡물과 채소를 선택하는 것입니다. 이것만으로도 우리는 자연스럽게 저 GI 식사를 하게 되며, 혈당 스파이크를 막고 지방 축적을 예방할 수 있습니다. 또한, 단백질이나 지방을 탄수화물과 함께 섭취하면 전체 식사의 GI 지수를 낮추는 데 도움이 됩니다.

유행하는 다이어트 식단 총정리:
저탄고지, 간헐적 단식, 비건, 지중해식단 등

세상에는 수많은 다이어트 방법이 존재합니다. 매년 새로운 이름의 다이어트가 유행처럼 번지고, 수많은 성공 사례들이 우리의 귀를 솔깃하게 만듭니다. 하지만 '누군가에게 효과가 좋았던 방법'이 '나에게도 정답'이라는 보장은 없습니다.

이번 장에서는 현재 가장 널리 알려진 다이어트 식단들의 핵심 원리와 장점, 그리고 반드시 알아야 할 단점과 주의사항을 총정리해보고자 합니다. 각 식단에 대한 깊이 있는 이해는, 유행을 맹목적으로 좇는 대신 나의 몸과 상황에 맞는 현명한 길을 찾는 데 큰 도움이 될 것입니다.

1. 저칼로리 식단 (Low-Calorie Diet)

핵심 원리

가장 전통적이고 단순한 다이어트 방법입니다. '섭취 칼로리 〈 소비 칼로리'라는 기본 원칙에 따라, 하루 총 섭취 칼로리를 기초대사량 이하(보통 1,200~1,500kcal)로 제한하는 방식입니다.

장점

> - **단순하고 명확한 원리**: 원리가 간단하여 누구나 쉽게 이해하고 시도할 수 있습니다.
> - **음식 종류의 유연성**: 정해진 칼로리 내에서는 비교적 자유롭게 음식을 선택할 수 있습니다.

단점 및 주의사항

- **대사 저하와 요요 현상**: 장기간의 극단적인 칼로리 제한은 우리 몸을 '비상사태'로 인식하게 만들어, 에너지를 아끼기 위해 신진대사율을 떨어뜨립니다. 이 상태에서 식사량을 원래대로 되돌리면, 낮아진 대사율 때문에 이전보다 훨씬 더 쉽게 살이 찌는 '요요 현상'을 겪게 될 확률이 매우 높습니다.
- **영양 불균형과 근손실**: 단순히 칼로리만 계산하다 보면 음식의 '질'을 놓치기 쉽습니다. 특히 단백질과 필수 영양소 섭취가 부족해지면, 지방보다 근육이 먼저 빠져나가 기초대사량이 더욱 낮아지는 악순환에 빠질 수 있습니다.
- **지속적인 허기와의 싸움**: 끊임없는 배고픔을 의지력만으로 참아내야 하므로, 정신적인 스트레스가 크고 장기간 지속하기 어렵습니다.

2. 저탄수화물 식단 (당질제한식, 저탄고지, 키토제닉)

핵심 원리

저탄수화물 식단은 명칭 그대로 탄수화물 섭취를 줄여, 우리 몸의 주 에너지원을 포도당에서 지방으로 전환시키는 것을 목표로 합니다. 탄수화물 섭취가 줄면 혈당을 올리고 지방 축적을 유발하는 '인슐린' 호르몬의 분비가 억제되어, 우리 몸은 축적된 지방을 태워 에너지원으로 사용하기 시작합니다. 탄수화물을 제한하는 정도에 따라 당질제한식, 저탄고지, 키토제닉으로 나눌 수 있습니다.

- 당질제한식: 가장 접근하기 쉬운 저탄수화물 식단입니다. 지방이나 단백질의 비율을 엄격하게 계산하기보다, 밥, 빵, 면, 설탕 등 탄수화물 함량이 높은 음식의 '섭취량'을 줄이는 데 집중합니다. 하루 탄수화물 섭취를 100g 내외로 유지하며 밥을 반 공기만 먹고 대신 고기나 채소 반찬을 더 먹는 방식입니다.
- 저탄고지(LCHF): 탄수화물 섭취는 줄이고, 그 자리를 '지방'으로 적극적으로 채워 에너지원으로 사용하는 식단입니다. 전체 칼로리 중 지방 60~70%, 단백질 20~30%, 탄수화물 10% 내외의 비율을 맞추는 것을 목표로 합니다.
- 키토제닉(Ketogenic): 가장 엄격한 저탄고지 식단입니다. 탄수화물을 하루 20~50g 미만으로 극단적으로 제한하여 우리 몸이 '케톤체'를 주 에너지원으로 사용하는 '케토시스' 상태에 진입하도록 유도합니다.

장점

- 효과적인 체지방 감량: 우리 몸을 '지방을 태우는 모드'로 전환시켜, 특히 내장지방과 체지방 감량에 매우 효과적입니다.
- 강력한 식욕 억제: 지방과 단백질이 주는 높은 포만감과 안정된 혈당 덕분에 불필요한 식탐이나 가짜 배고픔이 현저히 줄어듭니다.
- 혈당 안정 및 대사 건강 개선: 인슐린 저항성을 개선하여 혈당 조절 능력을 정상화하고, 혈중 중성지방 수치를 낮추는 등 대사증후군 개선에 큰 도움이 됩니다.

성공적인 저탄수화물 식단을 위한 조언

- **초기 적응 기간**: 식단 시작 초기에 두통, 피로감, 메스꺼움 등 '키토 플루' 증상을 겪을 수 있습니다. 이는 몸이 새로운 에너지원에 적응하는 과정으로, 충분한 수분과 나트륨 등 전해질을 섭취하면 완화될 수 있습니다.
- **'좋은 지방' 선택의 중요성**: 가공육이나 튀김 기름 대신, 올리브유, 아보카도, 등 푸른 생선, 견과류 등 염증을 줄여주는 '건강한 지방' 위주로 식단을 구성하는 것이 장기적인 건강에 매우 중요합니다.
- **충분한 채소 섭취**: 탄수화물 제한으로 부족해지기 쉬운 식이섬유와 미네랄을 보충하기 위해 잎채소 등 당질 함량이 낮은 채소를 충분히 섭취해야 변비를 예방할 수 있습니다.

3. 간헐적 단식 (Intermittent Fasting)

핵심 원리

간헐적 단식은 '무엇을 먹느냐'보다 '언제 먹느냐'에 초점을 맞추는 시간 제한 식사법입니다. 하루 중 특정 시간 동안만 식사를 하고, 나머지 시간에는 공복을 유지하여 우리 몸이 지방을 태우고 세포를 재정비할 시간을 주는 것입니다. 특히 앞서 설명한 저탄수화물 식단과 병행했을 때 강력한 시너지 효과를 냅니다.

대표적인 방법

- 16:8 방식: 하루 24시간 중 16시간 동안 공복을 유지하고, 8시간 내에 식사를 마칩니다.
- 5:2 방식: 일주일에 5일은 평소대로 식사하고, 2일은 500~600kcal로 섭취를 제한합니다.

장점

- 지방 연소 극대화: 공복 시간 동안 인슐린 수치가 안정적으로 낮게 유지되면서, 우리 몸이 축적된 지방을 효율적으로 꺼내 쓸 수 있게 됩니다.
- 인슐린 저항성 개선: 혈당과 인슐린을 안정시켜 대사 건강을 회복시키는 데 매우 효과적입니다.
- 세포 자가포식(Autophagy) 활성화: 일정 시간 이상의 공복은 세포 내 노폐물을 청소하고 손상된 세포를 재생하는 '자가포식' 작용을 활성화하여 건강 증진과 노화 방지에 기여합니다.
- 실천의 용이성: 식사 시간만 조절하면 되므로, 다른 식단에 비해 비교적 실천하기 쉽고 지속 가능성이 높습니다.

성공적인 간헐적 단식을 위한 조언

- 식사 시간의 '질'이 중요: 단식을 한다고 해서 식사 시간에 아무거나 먹어도 되는 것은 아닙니다. 보상 심리로 인한 폭식을 막고 다이어트 효과를 극대화하기 위해서는, 식사 시간에 단백질과 건강한 지방, 채소 위주의 건강한 식사를 하는 것이 중요합니다.

- **점진적인 시작**: 처음부터 16시간 공복이 부담스럽다면 12시간부터 시작하여 몸이 적응하는 시간을 주며 점차 공복 시간을 늘려나가는 것이 좋습니다.
- **몸의 신호에 귀 기울이기**: 임산부, 수유부, 성장기 청소년, 섭식장애 병력이 있는 경우 등 개인의 건강 상태에 따라 적합하지 않을 수 있으므로, 몸의 반응을 잘 살피는 것이 중요합니다.

4. 팔레오 식단 (Paleo Diet)

핵심 원리

'구석기 다이어트'로, 농경 시대 이후 등장한 곡물, 유제품, 콩류, 가공식품을 배제하고 수렵-채집으로 얻을 수 있는 자연식품만 섭취하는 것을 원칙으로 합니다.

장점

- **자연식품 위주 섭취**: 가공식품과 정제당을 완전히 배제하여 건강한 식습관을 형성할 수 있습니다.
- **염증 감소 효과**: 가공식품 섭취가 줄어들어 체내 염증 수치를 낮추는 데 도움이 될 수 있습니다.

단점 및 주의사항

- **영양소 결핍 가능성**: 영양학적으로 우수한 통곡물, 콩류, 유제품을 제한하므로 칼슘 등의 영양소가 부족해질 수 있습니다.

> - 비용 부담 및 지속의 어려움: 질 좋은 육류와 유기농 채소 위주의 식단은 비용이 많이 들고, 현대인의 식생활에서 곡물을 완전히 배제하는 것은 매우 어렵습니다.

5. 지중해식 식단 (Mediterranean Diet)

핵심 원리

지중해 연안 지역 사람들의 전통적인 식사 패턴으로, 통곡물, 채소, 과일, 콩류, 올리브유, 생선 위주로 섭취하고 붉은 육류와 가공식품은 제한합니다.

장점

> - 심혈관 건강 증진: 풍부한 불포화지방산과 항산화 성분은 심혈관계 질환 예방에 매우 효과적입니다.
> - 균형 잡힌 영양과 높은 지속 가능성: 극단적인 제한이 없어 장기간 실천하기에 현실적입니다.

단점 및 주의사항

> - 느린 체중 감량 속도: 건강 유지가 주된 목적으로, 빠른 체중 감량을 기대하기는 어렵습니다.
> - 칼로리 조절 필요: 올리브유, 견과류 등 건강한 지방도 칼로리가 높으므로 양 조절이 필요합니다.

6. 비건 식단 (Vegan Diet)

핵심 원리

모든 종류의 동물성 식품을 배제하고 식물성 식품만 섭취하는 가장 엄격한 형태의 채식입니다.

장점

- 체중 감량 용이: 칼로리 밀도가 낮고 식이섬유가 풍부하여 체중 감량에 유리합니다.
- 만성질환 위험 감소: 포화지방과 콜레스테롤 섭취가 없어 심혈관 질환 위험을 낮출 수 있습니다.

단점 및 주의사항

- 필수 영양소 결핍 위험: 비타민 B12, 철분, 칼슘, 오메가-3 등 특정 영양소 결핍 위험이 매우 높아, 반드시 영양제 보충과 세심한 식단 계획이 필요합니다.
- 가공식품의 함정: '비건' 라벨이 붙은 가공식품에 의존할 경우 오히려 건강이 나빠질 수 있습니다.

7. 페건 식단 (Pegan Diet)

핵심 원리

'팔레오'와 '비건'의 원칙을 결합한 하이브리드 식단으로, 식단의 75%는 식물성 식품, 25%는 질 좋은 동물성 단백질로 구성합니다.

장점

- 균형 잡힌 영양소: 두 식단의 단점인 영양소 결핍 위험을 줄일 수 있습니다.
- 항염증 효과: 혈당 지수가 낮은 자연식품 위주로 구성되어 있습니다.

단점 및 주의사항

- 복잡하고 엄격한 규칙: 두 가지 식단의 제한 사항을 모두 따라야 하므로 규칙이 복잡하고 엄격합니다.
- 비용 부담: 유기농 채소와 질 좋은 동물성 식품을 모두 구매해야 하므로 식비 부담이 큽니다.

마이플한의원의 다이어트 식단 전략: 저탄고지와 간헐적 단식의 조화

세상에는 수많은 다이어트 방법론이 있지만, 저희 마이플한의원에서는 다년간의 임상 경험을 통해 **가장 효과적이고 지속 가능한 방법으로 '저탄고지(LCHF)'와 '간헐적 단식'**을 병행하는 것을 핵심 전략으로 삼고 있습니다.

이 두 가지 방법은 각각의 장점도 뛰어나지만, 함께했을 때 강력한 시너지 효과를 내기 때문입니다.

> - **저탄고지 식단**은 우리 몸의 주 연료를 탄수화물에서 지방으로 바꾸어, 혈당을 안정시키고 강력한 포만감을 주며, 몸을 '지방을 태우는 모드'로 전환시킵니다.
> - **간헐적 단식**은 공복 시간을 통해 우리 몸의 소화기관과 인슐린 시스템에 휴식을 주고, 축적된 지방을 효율적으로 연소시키며, 세포의 자가포식 작용을 활성화합니다.

저희는 이 두 가지 강력한 도구를 환자 개개인의 생활 패턴과 목표에 맞춰, 복잡하지 않고 누구나 쉽게 따라 할 수 있는 구체적인 플랜으로 안내해 드립니다.

마이플한의원 추천 식단 예시 (평일 & 주말)

[평일: 바쁜 직장인과 학생을 위한 플랜]

- **아침 (오전 시간): 공복 유지**
- 전날 저녁 식사 후 점심까지 약 16~18시간의 공복을 유지합니다. 이 시간 동안 우리 몸은 밤사이 축적된 지방을 태워 에너지원으로 사용합니다. 물이나 블랙커피, 당분이 없는 차는 얼마든지 드셔도 좋습니다.
- **점심 (12~1시): 간단한 일반식**
- 사회생활을 위해 점심은 일반식으로 하되, 밥 양은 평소의 절반 (1/2 공기)으로 줄이는 것을 원칙으로 합니다. 대신 국의 건더기나 다른 반찬을 충분히 드셔 포만감을 채웁니다.
- **저녁 (6~7시): 고기와 채소 위주의 저탄고지 식단**
- 하루의 부족한 영양과 단백질을 보충하는 가장 중요한 식사입니다. 삼겹살, 소고기, 오리고기, 생선 등 양질의 단백질과 지방을 충분히 섭취하고, 잎채소를 곁들여 비타민과 미네랄, 식이섬유를 보충합니다.

[주말: 지방 연소를 극대화하는 플랜]

- **하루 1끼 식사 (One Meal A Day)**
- 평일보다 시간 여유가 있는 주말에는 공복 시간을 23시간까지 늘리는 '하루 1끼' 식사를 권장합니다.
- 점심이나 저녁 중 편한 시간에, 평소 먹고 싶었던 고기 위주로 양

> 껏 푸짐하게 드시면 됩니다. 이는 우리 몸의 지방 연소 능력을 최고조로 끌어올리는 가장 강력한 스위치가 됩니다.
> - 치팅데이를 할 경우
> - 치팅데이를 갖더라도 '하루 1끼'의 원칙은 지키는 것이 좋습니다. 먹고 싶었던 음식을 즐겁게 드시되, 하루 한 끼로 만족하는 연습을 통해 보상 심리로 인한 폭식을 막을 수 있습니다.

이처럼 저희의 식단 전략은 무작정 굶거나 복잡한 칼로리를 계산하는 대신, 우리 몸의 호르몬 원리를 이용하여 '공복감은 최소화하고, 지방 연소는 극대화'하는 데 초점을 맞추고 있습니다. 이 간단하고 명확한 플랜을 다이어트 한약과 함께 병행할 때, 당신의 몸은 가장 빠르고 건강하게 변화하기 시작할 것입니다.

식습관의 힘: 마인드풀 이팅, 먹는 순서, 식사일지 기록법

어떤 다이어트 식단을 선택하든, 그 효과를 극대화하고 장기적인 성공으로 이끌기 위해서는 단순히 '무엇을 먹는가'를 넘어 '어떻게 먹는가'에 대한 고민이 반드시 필요합니다. 이번에는 거창한 계획 없이도 지금 당장 시작할 수 있는, 하지만 그 어떤 방법보다 강력한 세 가지 식습관의 기술에 대해 이야기하고자 합니다. 바로 마인드풀 이팅, 먹는 순서 바꾸기, 그리고 식사일지 기록하기입니다.

1. 마인드풀 이팅(Mindful Eating): 뇌와 대화하며 먹기

'마인드풀 이팅'이란 '마음을 챙기며 먹는 식사'를 의미합니다. 음식의 색, 향, 맛, 질감을 온전히 느끼고, 나의 몸이 보내는 배고픔과 배부름의 신호에 집중하며 식사하는 것입니다. TV를 보거나 스마트폰을 스크롤하며 무의식적으로 음식을 입에 넣는 '분산된 식사'의 정반대 개념입니다.

- **왜 중요한가?**

우리 뇌가 위장으로부터 '배부르다'는 포만감 신호(렙틴 호르몬)를 받는 데까지는 약 20분이 걸립니다. 허겁지겁 빨리 식사를 하면, 위는 이미 찼지만 뇌는 아직 배부름을 인지하지 못해 과식하게 됩니다. 반면, 천천히 마음을 챙기며 식사하면 뇌가 포만감을 충분히 인지할 시간을 주어 적은 양으로도 만족감을 느끼고 자연스럽게 식사량을 조절할 수 있습니다. 또한, 내가 정말 '몸이 원하는 배고픔' 때문에 먹는 것인지, 아니면 스트레스나 습관 때문에 '마음이 원하는 허기'로 먹는 것인지 구분하는 힘을 길러줍니다.

실천 방법

> ① **식사 전 심호흡하기**: 식사 시작 전 잠시 눈을 감고 심호흡하며, '지금부터 내 몸을 위한 영양을 공급한다'고 생각합니다.
> ② **오감으로 느끼기**: 음식의 색깔과 모양을 감상하고, 향을 충분히 맡아봅니다. 입안에서는 맛과 질감을 온전히 느껴봅니다.
> ③ **오래 씹기**: 한 입에 최소 20~30번 이상 꼭꼭 씹어보세요. 소화를 도울 뿐만 아니라, 식사 속도를 자연스럽게 늦춰줍니다.
> ④ **수저 내려놓기**: 한 입 먹고 나면 잠시 수저를 식탁에 내려놓고, 입안의 음식을 다 삼킨 후에 다시 수저를 듭니다.

2. 먹는 순서: 혈당 스파이크를 막는 가장 간단한 기술

똑같은 메뉴의 식사를 하더라도, 무엇을 먼저 먹느냐에 따라 우리 몸의 반응은 극적으로 달라질 수 있습니다. 특히 혈당 관리와 지방 축적 예방에 있어 '먹는 순서'는 매우 중요합니다.

• **왜 중요한가?**

우리 몸의 혈당을 급격히 올리는 주범은 '탄수화물'입니다. 밥이나 면을 먼저 먹으면 혈당이 빠르게 치솟고, 이를 처리하기 위해 인슐린이 과도하게 분비되면서 지방 축적이 촉진됩니다. 하지만 식사 초반에 식이섬유가 풍부한 채소, 그리고 단백질과 지방을 먼저 섭취하면, 이들이 위장에서 '보호막'과 같은 역할을 합니다. 뒤이어 들어오는 탄수화물의 소화 흡수 속도를 늦추어, 혈당이 급격히 오르는 것을 막아주는 것입니다.

- **실천 방법: '채-단-탄' 법칙**

식사를 할 때는 항상 ①식이섬유(채소) → ②단백질/지방(고기, 생선, 두부 등) → ③탄수화물(밥, 면 등)의 순서를 기억하세요.

한식 상차림을 예로 들면, 가장 먼저 나물이나 샐러드 등 채소 반찬을 충분히 먹습니다. 그다음 고기나 생선, 계란 등 메인 반찬을 먹습니다. 그리고 식사 마지막에 밥을 이전보다 적은 양으로 천천히 먹는 것입니다. 이 간단한 순서의 변화만으로도 혈당 스파이크를 막고, 포만감을 높여 자연스럽게 탄수화물 섭취량을 줄일 수 있습니다.

3. 식사일지 기록법: 나를 비추는 가장 정직한 거울

다이어트가 생각처럼 잘 진행되지 않을 때, 우리는 종종 '나는 별로 먹는 것도 없는데 살이 찐다'고 생각합니다. 하지만 정말 그럴까요? 식사일지는 이러한 착각에서 벗어나 나의 식습관을 객관적으로 바라볼 수 있게 해주는 가장 정직한 거울입니다.

- **왜 중요한가?**

매일 내가 먹는 모든 것을 기록하는 행위는 그 자체만으로도 엄청난 '인지적 각성' 효과를 가져옵니다. 무심코 집어 먹던 과자 한 조각, 생각 없이 마시던 달콤한 믹스커피 한 잔이 얼마나 자주 반복되는지 눈으로 확인하게 되면, 자연스럽게 불필요한 섭취를 줄이게 됩니다. 또한, 내가 언제(스트레스 받을 때), 어디서(TV 앞에서), 왜(심심해서) 먹는지 등 나의 숨겨진 식사 패턴과 감정적 섭식의 고리를 발견하고 끊어낼 수 있는 결정적인 단서를 제공합니다.

• **실천 방법**

> ① 정직하게 모두 기록하기: 물을 제외하고 입으로 들어가는 모든 것을 기록합니다. '이건 조금이니까 괜찮겠지'라는 생각 없이, 사탕 한 알이라도 정직하게 적는 것이 중요합니다.
>
> ② '무엇을' 넘어 '왜'를 기록하기: 단순히 음식 이름과 양만 적는 것을 넘어, 식사 시간, 장소, 함께한 사람, 먹기 전 허기 수준(1~10), 그리고 식사할 때의 감정을 함께 기록하면 더욱 좋습니다.
>
> ③ 판단하지 말고 관찰하기: 식사일지는 반성문이 아닙니다. '내가 이걸 또 먹었네'라고 자책하기보다, '아, 나는 이럴 때 이런 음식을 먹는구나'라고 제3자의 입장에서 나의 패턴을 담담하게 관찰하는 도구로 활용해야 합니다.
>
> ④ 주기적으로 검토하기: 일주일에 한 번 시간을 내어 기록을 검토하며, 나의 패턴을 파악하고 다음 주의 작은 개선 목표를 세워보는 것이 좋습니다.

이 세 가지 습관은 어떤 특별한 다이어트 방법론이 아닙니다. 하지만 이 기술들을 나의 일상으로 만들 때, 우리는 음식에 끌려다니는 대신 음식을 건강하게 다스리는 힘을 갖게 될 것입니다.

6장

운동, 효과를 극대화하는 최소한의 방법

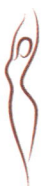

근손실 없이 체지방만 빼는 법

다이어트를 할 때 우리가 매일 확인하는 체중계의 숫자는 종종 우리를 속이곤 합니다. 체중 1kg이 줄었을 때, 우리는 그것이 온전히 체지방이 빠진 결과라고 믿고 싶어 하지만 현실은 그렇지 않은 경우가 많습니다. 잘못된 다이어트는 우리 몸의 소중한 자산인 '근육'을 함께 잃게 만들기 때문입니다.

체중 감량의 궁극적인 목표는 단순히 몸무게를 줄이는 것이 아니라, 불필요한 '체지방'을 줄이고 우리 몸을 지탱하는 '근육'은 최대한 지켜내는 것입니다. 근육은 우리 몸의 기초대사량을 유지하는 핵심적인 역할을 합니다. 근육이 줄어들면 우리 몸은 에너지를 덜 소모하는 체질로 변해, 다이어트가 끝나자마자 체중이 원래대로, 혹은 그 이상으로 돌아오는 '요요 현상'을 겪게 될 확률이 기하급수적으로 높아집니다.

그렇다면 어떻게 이 소중한 근육을 지켜내면서 체지방만 쏙 빼낼 수 있을까요? 세 가지 핵심 원칙을 기억해야 합니다.

1. 근력 운동은 선택이 아닌 필수다

우리 몸은 매우 효율적이어서, '사용하지 않는 것은 버리는' 원칙을 따릅니다. 다이어트를 위해 섭취 칼로리를 줄이면, 우리 몸은 에너지원을 찾기 위해 지방뿐만 아니라 근육 단백질까지 분해하려고 합니다. 이때 근력 운동은 "이 근육은 지금 매우 중요하게 사용되고 있으니 절대 분해하면 안 된다!"라는 강력한 생존 신호를 몸에 보내는 것과 같습니다.

많은 여성분들이 근력 운동을 하면 몸이 울퉁불퉁해질까 봐 걱정하지만, 이는 잘못된 생각입니다. 여성은 남성에 비해 근육 합성에 관여하는 호르몬(테스토스테론)의 분비가 훨씬 적기 때문에, 전문적인 운동선수처럼 훈련하지 않는 이상 근육질이 되기 어렵습니다. 오히려 적절한 근력 운동은 몸의 라인을 탄력 있고 매끄럽게 만들어주며, 옷맵시를 살리는 가장 효과적인 방법입니다. 스쿼트, 데드리프트, 푸시업, 로우 등 대근육을 사용하는 운동을 중심으로 주 2~3회 꾸준히 실천하는 것이 좋습니다.

2. 단백질, 평소보다 더 충분히 섭취하라

근력 운동으로 '근육을 지켜야 한다'는 신호를 보냈다면, 그다음은 근육을 구성하는 재료인 '단백질'을 충분히 공급해주어야 합니다. 다이어트 중에는 오히려 평소보다 더 많은 양의 단백질이 필요합니다. 섭취 칼로리가 부족한 상태에서 단백질 공급마저 원활하지 않으면, 우리 몸은 어쩔 수 없이 기존의 근육을 분해하여 필수 아미노산을 얻으려고 하기 때문입니다.

매 끼니 손바닥 크기 정도의 살코기, 생선, 닭가슴살, 계란, 두부 등 양질의 단백질 식품을 반드시 포함시켜야 합니다. 이는 근육 손실을 막아줄 뿐만 아니라, 높은 포만감을 주어 다이어트 중 허기를 달래는 데도 큰 도움이 됩니다.

3. 급격한 체중 감량을 피하라

빠른 시간 안에 많은 체중을 감량하고 싶은 욕심은 누구나 가지고 있습니다. 하지만 하루 섭취 칼로리를 극단적으로 줄이는 '초절식 다이어트'는 근손실을 유발하는 가장 확실한 지름길입니다.

우리 몸은 섭취 칼로리가 급격히 줄어들면 심각한 위기 상황으로 인식하고, 에너지를 최대한 아끼기 위해 기초대사량을 낮추고 근육을 빠르게 분해하기 시작합니다. 또한, 장시간의 공복 유산소 운동 역시 체지방과 함께 근육을 태워버릴 수 있습니다.

가장 이상적인 감량 속도는 우리 몸이 위협으로 느끼지 않을 만큼, 일주일에 0.5kg~1kg 내외로 천천히 꾸준하게 빼는 것입니다. 이를 위해선 하루 300~500kcal 정도만 덜 먹는다는 생각으로, 건강한 식단과 꾸준한 운동을 병행하는 지혜가 필요합니다.

체중계 숫자에 일희일비하기보다, 눈바디를 통해 몸의 라인이 어떻게 탄탄하게 변하는지, 어제보다 더 건강하고 활기차졌는지에 집중하세요. 진정한 다이어트 성공은 '몸무게 감량'이 아닌, '건강한 신체 구성'에 있습니다.

운동의 종류와 강도: 유산소 vs. 무산소, 고강도 vs. 저강도

다이어트를 위해 운동을 시작할 때, 많은 분들이 '어떤 운동을, 얼마나 해야 할까?'라는 질문 앞에서 막막함을 느낍니다. 걷는 게 좋을지, 뛰는 게 좋을지, 아니면 근력 운동을 해야 할지 혼란스럽기만 합니다. 효과적인 다이어트를 위해서는 운동의 종류와 강도에 대한 올바른 이해를 바탕으로, 나에게 맞는 최적의 조합을 찾는 것이 중요합니다.

1. 두 가지 에너지 시스템: 유산소 운동 vs. 무산소 운동

우리 몸이 에너지를 만드는 방식에 따라 운동은 크게 유산소 운동과 무산소 운동으로 나뉩니다.

- **유산소운동: 지방을 태우는 지구력 운동**

'산소를 이용하여 에너지를 만든다'는 의미로, 비교적 낮은 강도로 오랜 시간 지속할 수 있는 운동을 말합니다. 걷기, 조깅, 수영, 자전거 타기 등이 대표적입니다. 운동 초기에는 탄수화물을 주 에너지원으로 사용하지만, 운동 시간이 길어질수록 지방을 에너지원으로 사용하는 비율이 점차 높아집니다.

> - **장점**: 심장과 폐 기능을 강화하여 심폐지구력을 높이고, 스트레스 해소에 효과적입니다. 체지방 감소에 직접적으로 기여합니다.
> - **단점**: 운동을 하는 동안에만 칼로리가 소모되며, 근육량 증가에는 거의 영향을 주지 못합니다.

- **무산소운동: 근육을 만드는 근력 운동**

'산소 없이 에너지를 만든다'는 의미로, 짧은 시간에 폭발적인 힘을 내는 고강도 운동을 말합니다. 웨이트 트레이닝, 단거리 전력 질주 등이 여기에 속합니다. 산소가 공급될 시간적 여유가 없어, 근육에 저장된 탄수화물(글리코겐)을 주 에너지원으로 사용합니다.

> - **장점**: 근육량을 늘리고 근력을 강화하여, 우리 몸의 기초대사량을 높이는 데 결정적인 역할을 합니다. 탄탄하고 균형 잡힌 몸매를 만들어 줍니다.
> - **단점**: 운동 중 지방을 직접 연소하는 비율은 낮으며, 잘못된 자세로 운동할 경우 부상의 위험이 있습니다.

2. 효율성의 스펙트럼: 고강도 운동 vs. 저강도 운동

운동의 효과는 단순히 종류뿐만 아니라 '강도'에 따라서도 크게 달라집니다.

- **저강도 운동 (예: 가볍게 걷기, 천천히 자전거 타기)**

운동 중 지방을 에너지원으로 사용하는 '비율'이 높은 것은 사실입니다. 하지만 운동 강도가 낮아 전체 칼로리 소모량 자체가 적기 때문에, 실질적인 체지방 감량 효과를 보려면 매우 오랜 시간 운동해야 한다는 단점이 있습니다. 관절에 부담이 적어 초보자나 재활이 필요한 사람에게 적합합니다.

- **고강도 운동 (예: 인터벌 트레이닝, 서킷 트레이닝)**

짧은 시간 동안 최대 능력치에 가깝게 운동하는 방식으로, 운동 중에는 주로 탄수화물을 에너지원으로 사용합니다. 하지만 고강도 운동의 진짜 효과는 운동이 끝난 후에 나타납니다. 우리 몸은 격렬한 운동 후 손상된 근육을 회복하고 신체 시스템을 안정시키기 위해, 몇 시간 동안 평소보다 훨씬 더 많은 칼로리를 소모하는데, 이를 '애프터번 효과(Afterburn Effect)'라고 합니다. 이 과정에서 주로 체지방이 에너지원으로 사용되므로, 결과적으로 저강도 운동보다 훨씬 더 효율적으로 체지방을 감량할 수 있습니다.

최적의 조합 찾기: 근력 운동을 중심으로 균형을 맞춰라

그렇다면 체지방 감량과 요요 방지라는 두 마리 토끼를 모두 잡기 위한 최적의 운동 조합은 무엇일까요? 바로 근력 운동을 기본으로, 유산소 운동을 목적에 맞게 결합하는 것입니다.

> ① 기반 다지기 (주 2~3회, 근력 운동): 근력 운동으로 근육량을 늘려 우리 몸의 기초대사량, 즉 '기본 연비'를 높이는 것이 최우선입니다. 기초대사량이 높아지면 쉬는 동안에도 더 많은 칼로리를 소모하는, 살이 잘 찌지 않는 체질로 변하게 됩니다.
>
> ② 효율 높이기 (주 1~2회, 고강도 인터벌 트레이닝): 시간이 부족한 날에는 20분 내외의 고강도 인터벌 트레이닝을 통해 '애프터번 효과'를 극대화하여 체지방을 효과적으로 태웁니다.
>
> ③ 지방 태우기 & 스트레스 풀기 (필요시, 중·저강도 유산소 운동): 근력 운동 후 20~30분 정도 가볍게 걷거나 뛰는 것은 지방 연소에 도움이 됩니다. 또한, 운동할 힘이 없는 날이나 스트레스를 해소하고 싶을 때 가벼운 산책과 같은 저강도 유산소 운동을 즐기는 것도 좋은 방법입니다.

어느 한 가지 운동법만이 정답은 아닙니다. 나의 체력 수준과 목표, 그리고 스케줄에 맞춰 다양한 운동을 지혜롭게 조합하고, 무엇보다 꾸준히 실천하는 것이 가장 중요합니다.

요요 없이 유지하는 법: 습관 교정과 마음 관리

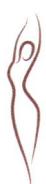

왜 다이어트 유지는 어려울까?

목표했던 체중계 숫자를 마침내 마주했을 때의 기쁨과 안도감. 다이어트를 해본 사람이라면 누구나 그 순간을 꿈꿉니다. 하지만 그 기쁨은 종종 짧게 끝나고, '이 체중을 과연 유지할 수 있을까?' 하는 불안감이 서서히 고개를 듭니다. 수많은 사람들이 힘겹게 성공한 다이어트의 결과를 지켜내지 못하고, 얼마 지나지 않아 원래의 체중, 혹은 그 이상으로 돌아가는 '요요 현상'을 겪습니다.

많은 사람들이 요요 현상을 겪으면 '역시 나는 의지력이 약해'라며 자책감에 빠집니다. 하지만 다이어트 유지가 어려운 것은 결코 당신의 의지력만의 문제가 아닙니다. 여기에는 우리 몸의 필사적인 저항과 마음속에 숨겨진 함정이 복합적으로 작용하고 있습니다. 유지가 왜 힘든지 그 이유를 정확히 아는 것이야말로, 요요의 덫에서 벗어나는 첫걸음입니다.

1. 우리 몸의 필사적인 저항: 생리적 원인

우리 몸은 급격한 체중 변화를 '생존을 위협하는 비상사태'로 인식합니다. 체중이 줄어들면, 우리 몸은 기아 상태에서 살아남기 위해 진화해 온 모든 생존 시스템을 총동원하여 원래의 체중으로 돌아가려고 필사적으로 저항하기 시작합니다.

- **기초대사량의 저하 (대사 적응)**: 다이어트의 가장 큰 복병입니다. 체중이 줄면 당연히 그 무게를 유지하는 데 필요한 에너지양도 줄어듭니다. 하지만 문제는 그 이상입니다. 우리 몸은 에너지 고갈을 막기 위해 스스로 에너지 소모를 줄이는 '절전 모드'로 전환하여, 기초대사량을 감량 전보다 의도적으로 더 낮춰버립니다. 즉, 예전과 똑같이 먹어도 살이 더 쉽게 찌는 몸으로 변하는 것입니다.

- **호르몬의 역습**: 식욕을 조절하는 호르몬들이 일제히 우리를 배신하기 시작합니다.

  - **렙틴(포만감 호르몬)의 감소**: 지방세포에서 분비되는 렙틴은 체중이 줄면 그 양이 급격히 감소합니다. 뇌에 '배부르다'는 신호가 약하게 전달되니, 먹어도 예전처럼 만족스러운 포만감을 느끼기 어렵습니다.

> - **그렐린(공복 호르몬)의 증가:** 위장에서 분비되는 그렐린 수치는 올라갑니다. 뇌에 '배고프다'는 신호가 더 자주, 그리고 더 강력하게 전달됩니다.

결과적으로 우리 몸은 '에너지는 덜 쓰면서, 음식은 더 갈망하는' 상태가 됩니다. 이는 의지력으로 버텨내기 힘든, 매우 강력한 생리적인 압박입니다.

2. 우리 마음속의 보이지 않는 함정: 심리적 원인

우리 몸의 저항만큼이나 강력한 것이 바로 마음의 변화입니다.

- **'결승선'이라는 착각:** 많은 사람들이 다이어트를 '목표 체중'이라는 결승선을 향해 달리는 고통스러운 단거리 경주라고 생각합니다. 그리고 결승선을 통과하는 순간, 경기가 끝났다고 착각하며 긴장의 끈을 놓고 과거의 식습관과 생활 패턴으로 돌아가 버립니다. 하지만 다이어트의 진짜 시작은 목표 체중에 도달한 바로 그 순간부터입니다. 유지는 과거로의 회귀가 아닌, 새로운 삶의 방식을 꾸준히 이어가는 것입니다.
- **보상 심리와 탈진:** 혹독한 절제와 제한의 시간을 보낸 후에는 '그동안 고생했으니 이 정도는 괜찮겠지'라는 보상 심리가 강하게 작용합니다. '치팅데이'가 '치팅위크'로 이어지고, 한 번의 일탈이 '어차피 망했어'라는 자포자기 심정으로 번지면서 폭식으로 이어지는 경우가 많습니다. 이는 다이어트 과정에서 쌓인 심리적 탈진의 결과입니다.
- **칭찬과 격려의 소멸:** 체중을 감량하는 동안에는 주변 사람들로부터

> "살 빠졌네!", "예뻐졌다!"와 같은 긍정적인 피드백을 자주 듣게 됩니다. 이는 다이어트를 지속하는 큰 동기 부여가 됩니다. 하지만 유지 단계에 들어서면 더 이상 체중계 숫자가 변하지 않고, 주변의 관심과 칭찬도 자연스럽게 줄어듭니다. 이러한 외적 보상이 사라지면, 다이어트에 대한 동기 자체가 약해져 습관을 유지하기 어려워질 수 있습니다.

이처럼 체중 유지는 단순히 '덜 먹고 더 움직이면 되는' 간단한 문제가 아닙니다. 원래 상태로 돌아가려는 우리 몸의 강력한 생리적 시스템과, 긴 다이어트 과정에서 지친 우리 마음의 복합적인 작용을 이해해야만 합니다. 이 보이지 않는 적들의 정체를 알았다면, 이제 우리는 이들을 이겨낼 수 있는 현명한 전략을 세울 수 있습니다.

체중 유지기의 한약 복용의 중요성

목표 체중에 도달했다고 해서 다이어트가 끝난 것은 아닙니다. 오히려 진짜 다이어트는 바로 그 순간부터 시작됩니다. 우리 몸과 마음이 이전의 체중으로 돌아가기 위해 필사적으로 저항하는 이 시기를 어떻게 보내느냐가 다이어트의 최종적인 성패를 좌우합니다.

비행기가 활주로에 갑자기 멈춰 설 수 없듯이, 우리의 다이어트도 '연착륙'의 과정이 반드시 필요합니다. 체중 유지기의 한약은 바로 이 위험한 시기를 안전하게 통과하고, 감량한 체중을 온전히 나의 것으로 만드는 '연착륙 유도 시스템'과 같은 역할을 합니다.

1. '절전 모드'로 변한 몸의 대사를 다시 깨우다

앞서 설명했듯이, 다이어트 후 우리 몸은 에너지를 아끼기 위해 기초대사량을 떨어뜨리는 '절전 모드', 즉 **대사 적응**(Metabolic Adaptation) 상태가 됩니다. 유지기의 한약은 바로 이 꺼져가는 신진대사의 불씨를 다시 살리는 데 가장 중요한 역할을 합니다.

감량기에 비해 약물의 강도는 조절하되, 마황, 산삼 등 신진대사를 촉진하는 약재를 통해 우리 몸의 에너지 발전소인 미토콘드리아가 계속해서 활발하게 일하도록 돕습니다. 이는 식사량이 다소 늘어나더라도 잉여 에너지가 지방으로 쉽게 축적되지 않도록 막아주는 방파제 역할을 합니다. 대사량이 정상 궤도로 돌아올 때까지, 한약이 우리 몸의 신진대사가 다시 잠들지 않도록 지속적으로 깨워주는 것입니다.

2. 호르몬의 역습으로부터 식욕을 보호하다

체중 감량 후 우리 몸은 '더 배고프고(그렐린 증가), 덜 배부른(렙틴 감소)' 상태가 됩니다. 의지력만으로 이 강력한 호르몬의 공격을 막아내는 것은 매우 어렵습니다. 유지기의 한약은 이러한 호르몬의 불균형을 안정시켜, 비정상적으로 항진된 식욕을 건강한 수준으로 되돌리는 데 도움을 줍니다.

이는 뇌신경을 억제하는 방식이 아닌, 몸의 균형을 되찾아주는 한의학적 원리에 기반합니다. 불필요한 가짜 배고픔과 감정적인 식탐을 조절해주어, '다이어트가 끝났다'는 해방감에 폭식으로 이어지는 최악의 상황을 막아줍니다.

3. 새로운 체중을 '나의 것'으로 각인시키다

우리 몸에는 본래의 체중으로 돌아가려는 '체중 설정점(Set Point)' 이론이 있습니다. 우리 몸은 감량된 새로운 체중을 '비정상적인 상태'로 인식하고, 오랫동안 기억하고 있던 이전의 높은 체중으로 돌아가려고 끊임없이 노력합니다.

체중 유지기는 바로 이 설정점을 새로운 낮은 체중으로 다시 '저장'하는 매우 중요한 시기입니다. 이 과정은 최소 3개월에서 6개월 이상의 시간이 필요합니다. 유지기의 한약 복용은 이 기간 동안 체중이 다시 증가하지 않도록 안정적으로 붙잡아 주어, 우리 몸과 뇌가 새로운 체중을 '정상 상태'로 받아들이고 기억하도록 돕는 결정적인 역할을 합니다.

4. 지친 몸과 마음에 에너지를 채우다

긴 다이어트 과정은 우리 몸의 기력과 마음의 에너지를 소진시킵니다. 체력이 떨어지면 활동량이 줄고, 심리적으로 지치면 모든 것을 놓고 싶어집니다. '공비진약'에 포함된 공진단 성분은 바로 이 지점을 해결합니다.

녹용, 산수유 등은 소진된 원기를 보충하여 몸에 활력을 주고, 사향은 다이어트 후의 허탈감이나 불안감을 안정시켜 마음을 편안하게 합니다. 몸과 마음에 에너지가 채워져야 건강한 생활 습관을 유지할 동기 부여가 생기고, 즐거운 마음으로 유지기를 보낼 수 있습니다.

체중 유지기의 한약은 평생 먹어야 하는 약이 아닙니다. 힘겹게 얻어낸 다이어트의 성공을 '반짝 이벤트'가 아닌 '평생의 습관'으로 만들기 위해, 가장 불안정하고 중요한 시기를 안전하게 건너도록 돕는 현명한 투자이자 가장 확실한 보험입니다.

식단과 운동을 넘어선 습관의 힘: 스트레스, 수면, 마음 관리

최고의 다이어트 식단을 따르고, 열심히 운동을 하는데도 살이 생각처럼 빠지지 않거나 결국 요요를 겪는다면, 우리는 문제의 원인을 다른 곳에서 찾아야 합니다. 다이어트는 단순히 '몸'과의 싸움이 아니라, 우리 몸을 조종하는 보이지 않는 힘, 바로 **스트레스, 수면, 그리고 마음**과의 상호작용이기 때문입니다. 식단과 운동이라는 두 기둥을 튼튼하게 받쳐주는 '탄탄한 기반'을 만드는 이 세 가지 습관의 힘에 대해 알아보겠습니다.

1. 스트레스 관리: 뱃살을 만드는 호르몬 '코르티솔'을 다스려라

우리가 만성적인 스트레스에 시달릴 때, 우리 몸에서는 '코르티솔'이라는 스트레스 호르몬이 분비됩니다. 코르티솔은 우리 몸을 비상사태로 인식하게 만들어, 에너지를 아끼고 지방을 축적하도록 명령합니다. 특히 이 코르티솔은 에너지를 다른 곳도 아닌 **복부의 내장지방** 형태로 저장하려는 강력한 성질을 가지고 있습니다. 스트레스를 받으면 유독 뱃살이 찌는 이유가 바로 이 때문입니다.

또한, 코르티솔은 뇌에 작용하여 달고 짜고 기름진 '위안 음식(Comfort Food)'에 대한 갈망을 증폭시켜, 스트레스성 폭식을 유발하는 주범이 되기도 합니다.

- **실천 방법**
  - 5분 명상과 심호흡: 하루에 단 5분이라도 조용한 곳에서 눈을 감고, 배로 깊게 숨을 쉬는 복식호흡을 해보세요. 이는 흥분된 교감신경을 안정시키고 코르티솔 수치를 낮추는 가장 빠르고 효과적인 방법입니다.
  - 가벼운 산책: 격렬한 운동이 부담스러울 때는 가볍게 걷는 것만으로도 스트레스 해소에 큰 도움이 됩니다. 특히 햇볕을 쬐며 걸으면 행복 호르몬인 세로토닌 분비가 촉진됩니다.
  - 나만의 시간 갖기: 잠시라도 일과 다이어트에서 벗어나 오롯이 내가 즐거운 일(음악 감상, 독서, 취미 활동 등)에 몰입하는 시간을 의식적으로 만드는 것이 중요합니다.
  - 한약의 도움: 다이어트 한약에 포함된 일부 약재(사향 등)는 마음을 안정시키는 '안신(安神)' 작용을 통해 스트레스에 대한 우리 몸의 과민 반응을 줄여주는 데 도움을 줄 수 있습니다.

2. 수면: 최고의 회복제이자 호르몬 조절자

수면은 단순한 휴식을 넘어, 다이어트의 성패를 좌우하는 가장 강력한 '호르몬 조절자'입니다. 잠이 부족하면 우리 몸의 식욕 조절 시스템은 속수무책으로 무너집니다.

- **식욕 호르몬의 교란**: 수면이 부족하면 식욕을 촉진하는 '그렐린' 호르몬은 증가하고, 포만감을 느끼게 하는 '렙틴' 호르몬은 감소합니다. 즉, 잠을 못 자면 다음 날 '더 배고프고, 먹어도 덜 배부른' 최악의 상태가 되는 것입니다.
- **코르티솔 증가 및 판단력 저하**: 수면 부족은 그 자체로 우리 몸에 큰 스트레스이므로 코르티솔 수치를 높입니다. 또한, 피곤한 뇌는 이성적인 판단력이 흐려지고 충동 억제 능력이 약해져, 눈앞의 자극적인 음식의 유혹에 쉽게 넘어가게 만듭니다.

- **실천 방법 (수면 위생)**
    - **규칙적인 수면 습관**: 주말에도 평일과 비슷한 시간에 잠자리에 들고 일어나는 습관을 들여 생체리듬을 일정하게 유지하세요.
    - **잠들기 전 '나만의 의식'**: 잠들기 1시간 전부터는 스마트폰이나 TV 화면의 블루라이트를 피하고, 따뜻한 물로 샤워하거나, 잔잔한 음악을 듣거나, 가벼운 스트레칭을 하는 등 몸과 마음을 이완시키는 자신만의 루틴을 만드세요.
    - **최적의 수면 환경 조성**: 침실은 약간 서늘하고, 빛과 소음이 완전히 차단된 어둡고 조용한 환경을 만드는 것이 좋습니다.

3. 마음 관리: '완벽주의'와 '흑백논리'의 함정에서 벗어나기

다이어트를 실패로 이끄는 가장 큰 심리적 함정은 바로 '완벽주의'와 '전부 아니면 전무(All-or-Nothing)'라는 흑백논리입니다.

다이어트 중 계획에 없던 케이크 한 조각을 먹었을 때, 많은 분들이 '아, 이번 다이어트는 망했어!'라고 선언하며 자포자기하는 심정으로 그날 저녁을 폭식으로 마무리하곤 합니다.

하지만 다이어트는 100점 아니면 0점인 시험이 아닙니다. 한 번의 실수나 일탈이 다이어트의 실패를 의미하지 않습니다. 중요한 것은 실수를 자책하는 대신, '괜찮아, 그럴 수 있어. 다음 끼니부터 다시 건강하게 먹으면 돼'라고 생각하는 유연성과 회복탄력성입니다.

- **실천 방법**
  - **80/20 법칙 받아들이기**: 식단의 80%는 건강하게 지키되, 20%는 약간의 즐거움을 허용한다는 유연한 태도를 가지세요. 이는 장기적인 지속 가능성을 높여줍니다.
  - **체중계 밖의 성공을 축하하기**: 체중계 숫자에만 집착하지 마세요. '몸이 가벼워졌다', '컨디션이 좋아졌다', '입던 옷이 헐렁해졌다', '피부가 맑아졌다' 등 체중계 밖에서 일어나는 긍정적인 변화(Non-Scale Victory)를 찾아내고 스스로를 칭찬해주세요.
  - **과정에 집중하기**: 다이어트는 '결과'가 아닌, 건강한 나를 찾아가는 '과정' 그 자체입니다. 그 여정 속에서 일어나는 작은 성공들을 즐기는 것이 다이어트를 행복하게 이끌어가는 원동력이 됩니다.

식단과 운동이 다이어트의 '기술'이라면, 스트레스, 수면, 마음 관리는 그 기술을 평생 나의 것으로 만들어주는 '지혜'입니다. 이 보이지 않는 습관의 힘을 다스릴 때, 비로소 우리는 진정한 의미의 다이어트 성공에 이를 수 있습니다.

PART 4

성공 사례로 배우는
다이어트 한약 활용법

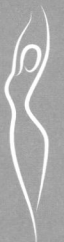

다이어트 한약은 단순히 체중계의 숫자를 줄이는 것을 넘어, 무너진 몸의 균형을 바로잡고 건강을 되찾는 과정입니다. 이번 파트에서는 다양한 고민을 안고 저를 찾아오셨던 분들이 어떻게 다이어트 한약과 함께 건강한 변화를 만들어냈는지, 그 실제 이야기를 나누고자 합니다.

사례 1 : '당뇨 전단계' 진단 후, 혈당과 체중을 함께 잡은 40대 워킹맘

- **환자 정보**
  - **이름**: 김선영(가명)
  - **나이**: 48세
  - **성별**: 여
  - **직업**: 사무직
  - **기왕력**: 당뇨 전단계(공복혈당 115mg/dL, 당화혈색소 6.0%), 경증 지방간, 고중성지방혈증
  - **다이어트 경험**: 20대부터 수많은 다이어트 반복. 굶기, 원푸드, 식욕억제제 복용 경험 있으나 모두 요요로 실패. 특히 식욕억제제 복용 시 가슴 두근거림과 불면증으로 중단.

첫 만남, 절망 속에서 찾은 희망

김선영님은 진료실에 들어서는 순간부터 깊은 좌절감과 불안감을 내비쳤습니다. 1년 전부터 피로감이 극심해지고, 아무리 적게 먹어도 유독 복부를 중심으로 살이 빠지지 않아 고민하던 차에, 최근 받은 건강검진 결과

표는 선영님에게 큰 충격을 안겨주었습니다. '당뇨 전단계'라는 진단과 함께 의사로부터 "지금 관리하지 않으면 곧 당뇨약을 먹어야 한다"는 경고를 받은 것입니다.

"원장님, 정말 마지막이라는 심정으로 찾아왔어요. 물만 마셔도 찌는 것 같고, 오후만 되면 머리가 멍해서 일이 손에 안 잡혀요. 식욕억제제는 부작용 때문에 무서워서 못 먹겠고... 정말 방법이 없을까요?"

한의학적인 관점에서 선영님의 상태는 전형적인 '비허습담(脾虛濕痰)' 증상이었습니다. 만성적인 스트레스와 불규칙한 식사로 인해 소화와 대사를 주관하는 비위(脾胃)의 기능이 약해지자, 몸속에 '습담'이라는 불필요한 노폐물이 쌓여 기혈 순환을 막고 인슐린 저항성을 유발한 것입니다. 즉, 단순히 많이 먹어서가 아니라, 몸의 대사 시스템 자체가 고장 나버린 상태였습니다.

치료 계획: '빼기'와 '채우기'의 조화

치료의 목표는 명확했습니다. 단순히 체중을 줄이는 것을 넘어, 고장 난 대사 시스템을 정상화하여 혈당을 안정시키고, 다시 살이 찌지 않는 건강한 몸의 환경을 만드는 것이었습니다.

- **1단계 (초기 3개월): 집중 감량 및 대사 개선**
  - **한약 처방**: 우선, 정체된 습담을 강력하게 배출하고 신진대사를 촉진하기 위해 '마이컷 프리미엄'을 처방했습니다. '마이컷 프리미엄'의 약재들은 저하된 기초대사량을 끌어올려 체지방 연소를 촉진하고, 비정상적으로 항진된 식욕을 건강하게 조절해 주어 식단

관리를 수월하게 돕습니다.
- **약침 시술**: 주 1회 내원 시, 복부에 '산삼약침' 시술을 병행했습니다. 산삼의 약효 성분인 진세노사이드는 기력을 보강하고, 복부의 기혈 순환을 직접적으로 개선하여 잘 빠지지 않는 내장지방 분해를 가속화시키는 역할을 합니다.
- **생활 습관 교정**: 혈당과 인슐린 저항성을 직접적으로 개선하기 위해, '당질제한식'을 기본 원칙으로 안내했습니다. 빵, 면, 설탕 등 정제 탄수화물 섭취를 엄격히 제한하고, 대신 건강한 지방과 단백질, 채소 위주로 식단을 구성하여 몸의 주 에너지원을 탄수화물에서 지방으로 바꾸도록 유도했습니다. 여기에 워킹맘인 선영님의 스케줄에 맞춰 '간헐적 단식'을 병행하여 공복 시간을 통해 인슐린 시스템이 휴식하고 지방 연소가 극대화될 수 있도록 도왔습니다. 더불어 '먹는 순서(채소→단백질→탄수화물)'와 '식후 20분 산책' 등 혈당 스파이크를 막는 구체적인 실천법도 함께 교육했습니다.

몸이 보내는 긍정적 신호, 놀라운 변화

선영님은 놀라울 정도로 빠르게 변화하기 시작했습니다. 첫 한 달간 체지방 위주로 4kg이 감량되었고, 무엇보다 선영님을 괴롭혔던 만성피로와 '머리가 멍한 느낌(브레인 포그)'이 눈에 띄게 사라졌습니다. 식욕이 안정되자 더 이상 빵이나 과자를 갈망하지 않게 되었고, 몸이 가벼워지니 저녁 후 산책이 즐거워졌다고 했습니다.

3개월 후, 선영님은 총 11kg을 감량했고, 허리 사이즈는 10cm 이상 줄었습니다. 그리고 가장 극적인 변화는 혈액검사 결과에 있었습니다.

> - **공복혈당**: 115mg/dL → 95mg/dL (정상)
> - **당화혈색소**: 6.0% → 5.5% (정상)
> - **중성지방 수치 및 간수치**: 모두 정상 범위로 회복

선영님은 결과지를 보고 눈물을 글썽였습니다. "체중보다 이게 더 기뻐요. 제 몸이 다시 건강해졌다는 신호잖아요."

2단계 (이후 12개월): 체중 안정화 및 요요 방지

성공적으로 감량했지만, 진짜 다이어트는 지금부터였습니다. 저희는 감량한 체중을 우리 몸이 새로운 '설정점(Set Point)'으로 완벽히 기억하게 하고 요요를 방지하기 위해, 감량 폭에 따라 유지 기간을 철저하게 설정합니다. **선영님은 10kg 이상 감량에 성공하셨기 때문에, 새로운 체중을 뇌와 몸이 온전히 받아들일 수 있도록 12개월의 안정화 기간을 가졌습니다.**

> - **한약 처방**: 이 단계에서는 감량된 체중을 안정적으로 유지하고 요요 현상을 방지하는 데 특화된 '유지환'을 처방했습니다. 유지환은 급격한 감량 후 우리 몸이 이전 체중으로 돌아가려는 생리적 저항(대사 저하, 호르몬 변화 등)에 대응할 수 있도록 돕습니다. 저하된 신진대사를 완만하게 지지하고, 식욕이 다시 항진되지 않도록 안정시키며, 몸의 새로운 균형 상태를 공고히 하여 다이어트의 성공을 완성하는 중요한 역할을 합니다.

총 15개월(집중 감량 3개월 + 유지 12개월)의 프로그램이 끝났을 때, 선

영님은 단순히 체중만 감량한 것이 아니었습니다. 혈당을 스스로 관리하는 법을 익혔고, 운동의 즐거움을 알게 되었으며, 무엇보다 '나도 건강해질 수 있다'는 자신감을 되찾았습니다.

"원장님, 저는 평생 다이어트를 졸업하지 못할 줄 알았어요. 그런데 이제는 알겠어요. 다이어트는 살과의 전쟁이 아니라, 내 몸과 화해하는 과정이라는 것을요. 제 몸의 소리를 듣고, 진짜 필요한 것을 채워주니 모든 것이 제자리를 찾아가네요."

선영님의 사례는 다이어트 한약이 단순히 살을 빼는 약이 아니라, 인슐린 저항성과 같은 대사 질환의 근본적인 원인을 개선하고 우리 몸이 스스로 건강을 되찾도록 돕는 강력한 '치료제'가 될 수 있음을 명확히 보여줍니다.

사례 2: '내장지방'과 함께 고혈압, 고지혈증, 지방간을 극복한 50대 남성

- **환자 정보**
  - **이름**: 박재성(가명)
  - **나이**: 54세
  - **성별**: 남
  - **직업**: 개인 사업
  - **기왕력**: 고혈압(혈압약 복용 중), 고지혈증, 중등도 지방간, 만성피로
  - **생활 습관**: 잦은 음주와 회식, 불규칙한 식사, 운동 부족. 특히 저녁 식사와 함께 반주를 즐기는 습관이 있었음.

첫 만남, 무기력 속에 숨겨진 건강 적신호

박재성님은 잦은 회식과 스트레스로 인해 늘 피곤함을 호소하며 진료실을 찾았습니다. 혈압약을 복용하고 있었지만 혈압 조절이 잘되지 않았고, 건강검진에서는 고지혈증과 지방간 수치가 매년 악화되고 있다는 경고를 받았습니다. 특히 볼록하게 나온 배는 단순한 '아저씨 뱃살'이 아니라, 각종 대사질환의 주범인 '내장지방'의 명백한 신호였습니다.

"원장님, 매일 피곤하고 몸이 무거워서 아무것도 하기가 싫습니다. 술을 줄여야 하는 건 알지만 사회생활 때문에 쉽지가 않고, 운동할 시간도, 의욕도 없네요. 약에만 의존하다가는 평생 약을 달고 살 것 같아 두렵습니다."

한의학적으로 박재성님의 상태는 잦은 음주와 기름진 음식으로 인해 간

에 열과 독소가 쌓이는 '간담습열(肝膽濕熱)'과 기력 저하가 동반된 상태였습니다. 해독을 담당하는 간(肝) 기능이 과부하에 걸리자 몸속에 불필요한 '습열(濕熱)'이 정체되어 혈액을 탁하게 만들고, 이는 고혈압, 고지혈증, 지방간으로 이어진 것입니다.

치료 계획: '비움'과 '활력'의 회복

치료의 핵심은 간의 해독 기능을 회복시키고, 내장지방을 효과적으로 제거하여 대사 시스템 전반을 정상화하는 것이었습니다.

1단계 (초기 3개월): 집중 해독 및 내장지방 감량

- **한약 처방**: 박재성님의 몸속에 정체된 '간담습열(肝膽濕熱)'을 제거하고 저하된 간의 해독 기능과 신진대사를 활성화하여 내장지방 연소를 촉진하기 위해 '공비진약'을 처방했습니다. '공비진약'의 약재들은 혈중 콜레스테롤과 중성지방 수치를 개선하고, 만성적인 피로를 해소하여 치료 과정에 활력을 더해줍니다.
- **생활 습관 교정**: 사회생활을 고려하여 매일 마시던 술을 주 2회로 줄이는 현실적인 목표를 설정하고, 회식 자리에서는 고기와 채소 위주로 섭취하는 요령을 안내했습니다. 식단은 지방 섭취가 많은 박재성님의 특성을 고려하여, 좋은 지방은 유지하되 탄수화물 섭취를 줄이는 '저탄고지(LCHF)' 식단을 기반으로 진행했습니다.
- **간편 운동 처방**: 의욕이 없는 박재성님을 위해 '엘리베이터 대신 계단 이용하기', '점심 식사 후 15분 산책하기' 등 일상 속에서 쉽게 실천할 수 있는 활동부터 시작하도록 격려했습니다.

몸의 변화, 되찾은 활력과 건강 지표

치료 시작 후 가장 먼저 나타난 변화는 아침에 일어나는 것이 가뿐해졌다는 것이었습니다. 만성적인 피로감이 개선되자 몸을 움직이는 것이 덜 부담스러워졌고, 자연스럽게 활동량이 늘었습니다. 3개월 동안 박재성님은 음주 횟수를 성공적으로 줄였고, 총 8kg을 감량했는데, 복부 둘레가 12cm나 줄어 대부분이 내장지방임을 확인할 수 있었습니다.

3개월 후 검사 결과:

- **혈압**: 혈압약 복용 후에도 140/90 mmHg을 넘나들던 혈압이 125/80 mmHg으로 안정되기 시작했습니다.
- **고지혈증**: 총 콜레스테롤과 중성지방 수치가 눈에 띄게 감소했습니다.
- **지방간**: 간 수치(ALT, AST)가 정상 범위로 회복되었습니다.

2단계 (현재 유지 2개월 차): 건강한 습관의 시작

박재성님은 8kg 감량에 해당하므로, 6개월의 유지 기간을 계획했습니다. 현재 유지 프로그램을 시작한 지 **2개월째**에 접어들었으며, 감량된 체중을 안정시키고 건강한 생활 습관을 완전히 몸에 익히는 과정을 순조롭게 진행하고 있습니다.

- **한약 처방**: 이 시기에는 감량 후 대사 안정과 요요 방지에 초점을 맞춘 '유지환'을 복용하며, 몸이 새로운 균형을 유지하고 스스로 건강을 관리하는 힘을 기르고 있습니다.

프로그램을 시작한 지 5개월이 지난 지금, 박재성님은 더 이상 과거의 무기력한 중년 남성이 아닙니다. 스스로 식단을 조절하고, 주말에는 등산을 즐기는 활기찬 모습으로 변해 있었습니다. 무엇보다 약에 의존하지 않고도 건강 지표를 안정적으로 유지할 수 있다는 자신감을 얻은 것이 가장 큰 수확입니다.

박재성님의 사례는 다이어트가 단순히 살을 빼는 것을 넘어, 잘못된 생활 습관으로 인해 망가진 몸의 기능을 회복하고, 고혈압, 고지혈증과 같은 만성질환을 근본적으로 개선할 수 있는 중요한 치료 과정임을 보여주고 있습니다.

사례 3: '다낭성난소증후군'을 이겨내고 건강한 임신을 준비하는 30대 여성

• **환자 정보**
- 이름: 한소희(가명)
- 나이: 32세
- 성별: 여
- 직업: 프리랜서 디자이너
- 기왕력: 다낭성난소증후군(PCOS), 만성적인 생리불순(주기 40~90일), 난임(결혼 2년 차)
- 다이어트 경험: 20대부터 체중이 꾸준히 증가. PCOS 진단 후 체중 감량을 권유받았으나, 일반적인 다이어트로는 잘 빠지지 않아 쉽게 포기하고 좌절하기를 반복함.

첫 만남, 눈물로 털어놓은 간절함

한소희님은 결혼 2년 차에 접어들며 간절히 아이를 기다렸지만, 불규칙한 생리 주기는 좀처럼 나아질 기미가 보이지 않았습니다. 산부인과에서는 다낭성난소증후군으로 인한 배란 장애가 난임의 원인이며, 임신 가능성을 높이려면 우선 '체중 감량'이 필수적이라는 진단을 내렸습니다. 하지만 이미 수차례 다이어트에 실패했던 그녀에게 체중 감량은 너무나 높은 벽처럼 느껴졌습니다.

"원장님, 살을 빼야 아이를 가질 수 있다는데... 제 몸은 제 마음대로 되지가 않아요. 식욕은 조절이 안 되고, 조금만 굶어도 어지럽고 예민해져서 일상생활이 힘들어요. 정말 몸과 마음이 다 지친 상태예요."

한의학적으로 소희님의 상태는 선천적으로 약한 생식 기능(腎虛)을 기반으로, 인슐린 저항성으로 인해 몸속에 불필요한 노폐물인 '습담(濕痰)'과 혈액순환을 막는 '어혈(瘀血)'이 자궁에 정체된 것이 근본 원인이었습니다. 이는 배란을 방해하고 임신이 어려운 몸의 환경을 만드는 주범이었습니다.

치료 계획: '몸의 밭'을 건강하게 가꾸기

치료 목표는 단순히 체중을 줄이는 것이 아니었습니다. 호르몬 균형을 바로잡아 규칙적인 배란 주기를 회복하고, 임신과 유지가 가능한 건강한 자궁 환경, 즉 '따뜻하고 깨끗한 밭'을 만드는 것이 최종 목표였습니다.

1단계 (초기 3개월): 집중 감량 및 호르몬 정상화

- **한약 처방**: 자궁에 쌓인 '습담'과 '어혈'을 풀어주고, 호르몬 균형을 바로잡아 규칙적인 배란을 유도하기 위해 '공비진약'을 처방했습니다. '공비진약'의 약재들은 PCOS의 핵심 원인인 인슐린 저항성을 개선하고, 자궁을 따뜻하게 하며(暖宮), 생식 기능을 강화(補腎)하여 임신이 잘 될 수 있는 최적의 몸 상태를 만들어 줍니다.
- **약침 시술**: 주 1-2회 하복부와 자궁 관련 혈자리에 '태반약침' 시술을 병행했습니다. 태반약침은 여성호르몬의 균형을 돕고, 자궁 내막을 튼튼하게 하여 배아가 안정적으로 착상할 수 있는 환경을 조성하는 역할을 합니다.
- **생활 습관 교정**: 인슐린 저항성 개선에 가장 효과적인 '당질제한식'을 엄격하게 지도했습니다. 혈당을 급격히 올리는 탄수화물을 줄

> 이는 것만으로도 소희님을 괴롭혔던 극심한 식탐과 피로감이 크게 개선될 수 있음을 설명하고, 구체적인 식단 가이드를 제공했습니다.

몸이 보내온 희망의 신호

치료 2개월 차에 접어들자, 60일이 넘도록 소식이 없던 생리가 시작되었습니다. 체중은 3개월 동안 총 6kg이 감량되었고, 무엇보다 들쭉날쭉하던 생리 주기가 35일 내외로 잡히기 시작했습니다. 규칙적인 생리는 곧 규칙적인 배란이 일어나고 있다는 가장 강력하고 긍정적인 신호였습니다.

2단계 (현재 유지 2개월 차): 임신을 위한 최적의 환경 조성

소희님은 6kg 감량에 성공했으므로, 6개월의 유지 기간을 통해 감량된 체중과 회복된 호르몬 균형을 안정적으로 유지하는 단계를 진행하고 있습니다. **현재 유지 프로그램을 시작한 지 2개월째**입니다.

> • **한약 처방**: 이 시기에는 감량된 체중을 안정시키는 '유지환'과 함께, 몸의 음혈(陰血)을 보충하고 자궁을 안정시켜 임신이 잘 유지될 수 있도록 돕는 '보음환'을 함께 처방했습니다. 이를 통해 건강한 임신을 맞이할 수 있는 최상의 컨디션을 유지하도록 돕고 있습니다.

치료를 시작한 지 총 5개월이 지난 지금, 소희님은 규칙적인 생리 주기를 완전히 회복했고, 다이어트 전보다 훨씬 건강하고 활기찬 모습으로 임신을 준비하고 있습니다. 조급한 마음 대신, 건강한 몸을 만들면 좋은 소식이 찾아올 것이라는 희망과 자신감을 되찾은 것이 가장 큰 변화입니다.

소희님의 사례는 다이어트 한약 치료가 단순한 체중 감량을 넘어, 여성의 삶에 가장 중요한 건강 지표인 '생리'와 '임신' 기능을 회복시키는 근본적인 호르몬 치료가 될 수 있음을 보여줍니다.

사례 4: '성조숙증'과 '지방간'을
다이어트로 이겨내고 있는 초등학생

- **환자 정보**
  - 이름: 이로운(가명)
  - 나이: 만 10세 (초등학교 4학년)
  - 성별: 여
  - 기왕력: 소아 비만 (또래 평균보다 체중 20kg 우위), 성조숙증, 지방간
  - 생활 습관: 햄버거, 피자 등 패스트푸드와 단 음료를 즐겨 먹음. 채소를 싫어하는 편식이 심하고, 활동적인 놀이보다 스마트폰 사용을 선호함.

첫 만남, 성조숙증과 성인병에 대한 두려움

로운이의 어머님은 아이의 체중 문제로 걱정이 많아 진료실을 찾았습니다. 또래보다 20kg이나 더 나가는 체중 때문에 아이가 자신감을 잃고 무기력해지는 모습에 다이어트를 결심하게 된 것입니다. 특히 최근 소아과에서 체중 문제뿐만 아니라 '성조숙증'과 '지방간' 진단까지 받으면서 더는 치료를 미룰 수 없다는 생각에 내원하게 되었습니다.

"원장님, 그냥 뚱뚱한 게 아니었어요. 아이 몸에 벌써부터 병이 생기고 있었다니 너무 충격이에요. 먹는 걸 워낙 좋아해서 억지로 못 먹게 하니 아이가 스트레스를 너무 받는데, 건강을 생각하니 더는 미룰 수가 없네요."

한의학적으로 로운이의 상태는 잘못된 식습관이 소화와 대사를 주관하

는 비위(脾胃) 기능에 부담을 주어, 몸의 대사 균형이 무너지고 불필요한 노폐물이 쌓인 것으로 보았습니다. 이것이 과도한 체지방 축적과 호르몬 불균형을 유발하여 성조숙증과 지방간으로 이어진 것입니다.

치료 계획: '덜어내고, 바로잡는' 균형 성장

치료 목표는 아이에게 스트레스를 주는 강압적인 체중 감량이 아니었습니다. 소아 비만의 근본 원인인 인슐린 저항성을 개선하여 대사 기능을 정상화하고, 이를 통해 호르몬 불균형과 성장 속도를 바로잡아 아이가 본인의 나이에 맞는 건강한 성장을 하도록 돕는 것이 핵심이었습니다.

1단계: 식습관 개선 및 대사 정상화

- **한약 처방**: 소아 비만의 핵심 원인인 인슐린 저항성을 개선하고 대사를 정상화하여, 이로 인해 유발된 호르몬 불균형을 바로잡기 위해 '공비진약'을 처방했습니다. '공비진약'은 인위적으로 성장을 억제하는 것이 아니라, 몸의 대사 불균형을 바로잡아 비정상적으로 빠르던 성장 시계를 원래의 속도로 되돌리는 역할을 합니다.
- **생활 습관 교정**: 평소 육류를 좋아하는 로운이의 식성을 고려하여, 밥, 빵, 면과 같은 탄수화물 섭취를 줄이고 건강한 단백질과 지방, 채소 위주로 섭취하는 '저탄고지' 식단을 지도했습니다. 주말에는 공복 시간을 활용해 인슐린 시스템이 쉴 수 있도록 돕는 간헐적 단식을 병행했으며, 일주일에 한 번은 아이가 스트레스받지 않도록 '치팅데이'를 두어 먹고 싶은 음식을 즐길 수 있게 했습니다. 또한, 성장판을 자극하는 줄넘기를 매일 20분씩 하도록 격려했습니다.

건강한 식단이 가져온 놀라운 변화

로운이는 좋아하는 고기를 마음껏 먹으며 즐겁게 식습관을 바꾸기 시작했습니다. **'공비진약'을 복용한 지 5개월째인 현재, 체중은 16kg이 감량**되었고, 키는 그 사이 4cm가 자라면서 훨씬 건강하고 균형 잡힌 모습이 되었습니다. 무엇보다 아이를 괴롭혔던 식곤증과 무기력감이 사라지고, 학교 수업에 더 잘 집중하게 되었습니다. 혈액검사상에서도 지방간 수치가 눈에 띄게 개선되는 긍정적인 변화가 나타났습니다.

향후 계획: 건강한 성장과 유지

로운이와 어머님은 현재 결과에 매우 만족하고 있으며, **남은 4kg을 더 감량하여 총 20kg 감량을 달성한 후, 건강한 성장을 돕는 유지 치료에 들어갈 계획**입니다.

로운이의 사례는 소아 비만 치료가 단순히 살을 빼는 것이 아니라, 아이의 평생 건강과 성장을 좌우하는 중요한 과정임을 보여줍니다. 잘못된 식습관을 바로잡고 몸의 균형을 되찾아주는 것만으로도, 아이의 건강과 성장, 두 마리 토끼를 모두 잡을 수 있습니다.

사례 5: '퇴행성 관절염' 통증을 이겨내고 활력을 되찾은 70대 여성

• 환자 정보

- 이름: 송미자(가명)
- 나이: 75세
- 성별: 여
- 직업: 주부
- 기왕력: 퇴행성 무릎 관절염(양측), 고혈압, 골다공증
- 생활 습관: 무릎 통증으로 인해 외출 및 활동량이 현저히 감소. 기력이 없어 식사 준비가 간편한 국수나 빵, 떡으로 끼니를 때우는 경우가 많음.

첫 만남, 잃어버린 활력과 통증에 대한 두려움

송미자님은 딸의 부축을 받으며 힘겹게 진료실에 들어섰습니다. 몇 년 전부터 심해진 무릎 통증 때문에 걷는 것이 고역이 되었고, 병원에서는 살을 빼야 통증이 줄어든다는 말만 반복했습니다. 하지만 기력이 없는 상태에서 식사량을 줄이는 것은 미자님에게 너무나 힘든 일이었습니다.

"원장님, 무릎이 아파서 걷는 게 겁나요. 살을 빼라는데, 기운이 없어서 밥을 안 먹을 수도 없고... 이러다 평생 휠체어 신세 지는 건 아닌지 걱정돼요."

한의학적으로 미자님의 상태는 노화로 인해 소화 흡수 및 에너지 생성 능력이 떨어진 '비기허약(脾氣虛弱)'으로 인해, 몸속에 불필요한 노폐물인

'습담(濕痰)'이 정체된 것이 원인이었습니다. 약해진 기력은 근육을 만들지 못하고, 정체된 습담은 관절에 부담을 주어 통증을 악화시키는 악순환이 반복되고 있었습니다.

치료 계획: '보강'과 '순환'을 통한 안전한 다이어트

고령 환자의 다이어트는 체중 감량보다 근육량 유지와 기력 보강이 최우선 목표가 되어야 합니다. 치료의 핵심은 무리하게 굶지 않고, 몸의 순환을 도와 노폐물을 배출하며, 떨어진 기력을 보충하여 안전하게 체지방을 감량하는 것이었습니다.

1단계 (초기 3개월): 통증 완화 및 기력 보강

- **한약 처방**: 저하된 소화 흡수 기능을 돕고 전반적인 기력을 보강하여 '비기허약'을 개선하고, 정체된 '습담'을 배출시켜 몸을 가볍게 만들기 위해 '공비진약'을 처방했습니다. '공비진약'은 신진대사를 안전하게 촉진하고, 식욕을 건강하게 조절하며, 근육이 빠지지 않도록 에너지를 보충해 주는 역할을 합니다.
- **약침 시술**: 부족한 기력을 보충하고 복부지방 감소를 돕기 위해, 주 1~2회 '산삼약침'을 복부에 시술했습니다.
- **생활 습관 교정**: 굶는 다이어트는 절대 금물임을 강조하고, 대신 '당질제한식'을 지도했습니다. 육류를 즐기지 않는 식성을 고려하여 주 2회 정도로 섭취하시도록 하고, 대신 건강한 지방 섭취를 위해 올리브 오일, MCT 오일, 견과류를 충분히 활용하도록 했습니다. 양질의 단백질원인 생선, 계란, 두부, 그릭요거트와 같은 발효

> 유제품을 매일 섭취하시도록 안내했으며, 혈당을 안정시키고 미네랄이 풍부한 잎채소와 파프리카, 브로콜리 같은 다채로운 채소를 곁들여 영양 균형을 맞췄습니다.

통증 감소와 함께 찾아온 삶의 변화

치료 후 송미자님에게 가장 먼저 나타난 변화는 통증 감소였습니다. 3개월 동안 체중은 5kg 정도 감량되었지만, 무릎 통증 수치는 절반 이하로 줄었습니다. 통증이 줄어들자 걷는 것에 대한 두려움이 사라졌고, 혼자서 동네 마트에 다녀올 수 있을 정도로 활동량이 늘었습니다.

2단계 (현재 유지 1개월 차): 되찾은 활력 지키기

송미자님은 5kg 감량에 해당하므로 6개월의 유지 기간을 계획했으며, **현재 건강한 식습관을 정착시키고 요요를 방지하기 위한 유지 프로그램을 시작한 지 1개월째**입니다.

> - **한약 처방**: 감량 후에도 활력을 유지하고 꾸준히 활동량을 늘려가기 위해, 환자분의 요청에 따라 유지기에도 '공비진약'을 복용하며 건강한 컨디션을 지키고 있습니다.

치료를 시작한 지 4개월이 지난 지금, 송미자님은 단순히 체중만 감량한 것이 아닙니다. 잃었던 기력을 되찾고, 통증에서 벗어나 '걷는 즐거움'을 다시 알아가고 있습니다.

"이제는 친구들과 걸어가는 게 즐거워요. 살을 뺀 게 아니라, 잃어버렸던 활력을 되찾은 기분이에요."

송미자님의 사례는 노년기 다이어트가 단순히 체중계 숫자를 줄이는 것이 아니라, 통증을 줄이고 근력을 지켜 삶의 질을 높이는 중요한 과정임을 명확히 보여줍니다.

사례 6: '갑상선기능저하증'의
　　　　무기력과 부종을 이겨낸 40대 여성

- **환자 정보**
  - 이름: 김지연(가명)
  - 나이: 45세
  - 성별: 여
  - 직업: 회사원
  - 기왕력: 갑상선기능저하증(내과에서 진단 후 신지로이드 복용 중), 만성 피로, 부종(특히 아침), 체중 증가
  - 다이어트 경험: 갑상선기능저하증 진단 후 운동과 식단 조절을 시도했으나, 조금만 무리해도 쉽게 지치고 붓기만 더 심해져 번번이 실패함.

첫 만남, 약을 먹어도 해결되지 않는 답답함

김지연님은 갑상선 호르몬제를 몇 달째 복용 중이었습니다. 병원에서는 혈액검사 수치가 정상이니 괜찮다고 했지만, 지연님의 몸은 전혀 괜찮지 않았습니다. 아침이면 얼굴과 손발이 붓고, 오후만 되면 천근만근 무거워지는 몸 때문에 업무에 집중하기 어려웠습니다. 식사량은 늘지 않았는데도 체중은 계속 늘어나는 상황에 깊은 무력감을 느끼고 있었습니다.

"원장님, 약을 먹고 수치는 정상이라는데, 왜 저는 이렇게 계속 피곤하고 붓고 살이 찌는 걸까요? 아침에 일어나기가 너무 힘들고, 오후만 되면 온몸이 무거워서 아무것도 하기가 싫어요. 예전에는 안 그랬는데…"

한의학적으로 갑상선기능저하증은 우리 몸의 근본 에너지, 특히 몸을 따뜻하게 하고 신진대사를 주관하는 '신양(腎陽)'이 부족해진 '신양허(腎陽虛)' 상태와 밀접한 관련이 있습니다. 몸의 보일러 스위치가 약해지니 에너지 생성과 수분대사가 원활하지 못해 만성 피로, 부종, 체중 증가와 같은 증상들이 나타나는 것입니다.

치료 계획: 몸의 '보일러'를 다시 켜는 다이어트

치료의 핵심은 단순히 덜 먹는 것이 아니었습니다. 약해진 몸의 보일러, 즉 '신양'을 보충하여 신진대사 기능 자체를 끌어올리고, 정체된 수분을 원활히 배출시켜 몸의 에너지 효율을 정상화하는 것이 목표였습니다.

1단계 (초기 3개월): 대사 활성화 및 부종 집중 개선

- **한약 처방**: 몸을 따뜻하게 데워 부족해진 '신양(腎陽)'의 기운을 보충하고, 정체된 수분을 원활하게 배출시키기 위해 '마이컷 프리미엄'을 처방했습니다. '마이컷 프리미엄'은 저하된 신진대사를 근본적으로 활성화시켜, 만성적인 피로감을 개선하고 부종을 제거하며 체지방이 자연스럽게 연소되도록 돕습니다.
- **약침 시술**: 부족한 기력을 보충하고 복부지방 감소를 돕기 위해, 주 1~2회 '산삼약침'을 복부에 시술했습니다.
- **생활 습관 교정**: 늦게 자는 습관이 호르몬 불균형을 악화시킬 수 있음을 설명하고, 최소 11시 이전에는 잠자리에 들도록 지도했습니다. 신진대사를 활성화하고 몸의 염증 반응을 최소화하기 위해, 탄수화물 섭취를 엄격히 제한하는 '케토제닉' 식단을 안내했습니

다. 양질의 단백질과 지방을 함께 섭취할 수 있는 육류, 생선, 계란을 중심으로 식단을 구성하고, 아보카도, 올리브오일, MCT오일과 같은 건강한 지방을 충분히 더하여 주 에너지원으로 사용하도록 했습니다. 여기에 잎채소 등 탄수화물 함량이 낮은 채소를 곁들여 미네랄과 비타민을 보충하도록 지도했습니다.

몸이 따뜻해지며 나타난 활력의 증거

치료 후 가장 먼저 나타난 변화는 '부종'이었습니다. 아침에 몸이 붓는 증상이 눈에 띄게 줄어들자 몸이 가벼워지고, 자연스럽게 활동량이 늘었습니다. 3개월 동안 체중은 8kg이 감량되었고, 무엇보다 삶의 질을 떨어뜨렸던 증상들이 크게 개선되었습니다.

- **부종**: 아침에 얼굴과 손발이 붓던 증상이 거의 사라짐.
- **만성 피로**: 오후에 졸리고 무기력하던 증상이 사라지고, 퇴근 후에도 활력이 남음.
- **추위**: 늘 차갑던 손발이 따뜻해짐.

2단계 (이후 9개월): 안정적인 컨디션 유지

지연님은 8kg 감량에 성공했으므로, 9개월의 유지 기간을 통해 회복된 대사 기능과 건강한 생활 습관을 안정적으로 유지하는 기간을 가졌습니다.

- **한약 처방**: 지연님은 감량 후에도 몸이 가벼워지고 활력이 유지되는 느낌이 좋아, 본인의 요청에 따라 유지 기간에도 '마이컷 프리미엄'을 계속 복용했습니다. 이를 통해 개선된 컨디션을 안정적으로 유지할 수 있었고, 지금도 몸이 피곤하거나 부종이 느껴질 때

> 면 상비약처럼 한 번씩 복용하며 건강을 관리하고 계십니다.

총 12개월의 프로그램이 끝났을 때, 지연님은 단순히 체중만 감량한 것이 아니었습니다. 약을 먹어도 해결되지 않던 무기력과 부종에서 벗어나, 건강했던 예전의 활기찬 모습을 되찾았습니다.

"이제야 제 몸이 다시 정상으로 돌아온 것 같아요. 약을 먹어도 해결되지 않던 답답함이 사라졌어요."

지연님의 사례는 갑상선기능저하증과 같은 대사성 질환의 다이어트는 단순히 칼로리를 계산하는 것을 넘어, 한의학적 치료를 통해 저하된 몸의 근본 기능을 회복시키는 과정이 무엇보다 중요함을 보여줍니다.

사례 7: '산후 비만'과 '수면 부족'을 극복하고 건강을 되찾은 산모

• 환자 정보

- 이름: 최서아(가명)
- 나이: 36세
- 성별: 여
- 직업: 육아휴직 중
- 기왕력: 3개월 전 제왕절개 출산, 산후 부종, 극심한 피로, 수면 부족
- 생활 습관: 아이가 밤에 자주 깨 수면이 절대적으로 부족함. 육아 스트레스를 풀기 위해 일주일에 3-4회 음주. 식사는 불규칙하며 주로 배달음식으로 해결.

첫 만남, 회복되지 않는 몸과 육아 스트레스

최서아님은 출산 후 3개월이 지났지만, 임신 중 늘어난 체중이 전혀 줄지 않고 오히려 몸이 더 붓고 무거워지는 느낌에 진료실을 찾았습니다. 밤낮없이 이어지는 육아와 수면 부족은 그녀를 완전히 지치게 만들었습니다. 유일한 낙은 아이가 잠든 후 마시는 시원한 맥주 한 캔이었습니다.

"원장님, 몸이 너무 무겁고 붓는데 이게 다 살이 될까 봐 무서워요. 잠을 못 자서 그런지 온몸이 쑤시고 아파요. 술이라도 한 잔 안 하면 스트레스를 풀 곳이 없는데, 이러면 안 되는 걸 알면서도 자꾸 찾게 되네요."

한의학적으로 서아님의 상태는 출산 과정에서 기혈(氣血)이 크게 손상된

'기혈양허(氣血兩虛)' 상태에서, 제왕절개로 인해 복부에 혈액순환이 막히는 '어혈(瘀血)'이 정체된 것이 가장 큰 문제였습니다. 여기에 수면 부족과 음주는 기혈의 회복을 더디게 하고 몸속에 불필요한 노폐물인 '습담(濕痰)'을 쌓이게 하여 부종과 체중 증가를 가속화하고 있었습니다.

치료 계획: '회복'과 '감량'을 동시에 잡는 산후 다이어트

산후 다이어트의 핵심은 단순한 체중 감량이 아닌, 손상된 몸의 회복이 우선되어야 합니다. 치료 목표는 정체된 '어혈'과 '습담'을 배출하여 부종을 없애고, 부족해진 '기혈'을 보충하여 몸이 스스로 회복하고 체지방을 태울 수 있는 힘을 길러주는 것이었습니다.

1단계 (초기 3개월): 어혈 배출 및 기혈 보강

- **한약 처방**: 제왕절개 후 자궁에 정체된 '어혈'을 풀어주고, 부족해진 '기혈'을 보충하여 산후 회복을 돕는 '공비진약'을 처방했습니다. '공비진약'은 산후 부종의 원인인 '습담'을 효과적으로 배출하고, 저하된 신진대사를 끌어올려 육아에 필요한 에너지를 보충하며 건강한 체중 감량을 돕습니다.
- **약침 시술**: 육아로 인해 잦은 내원이 힘든 상황을 고려하여, 2주에 1회 '산삼약침'을 복부에 시술하여 기력을 빠르게 보충하고 복부 순환을 도왔습니다.
- **생활 습관 교정**: 육아 스트레스 해소를 위한 음주를 무조건 금지하기보다, 횟수를 주 1회로 줄이고 혈당을 높이는 맥주 대신 당질이 적은 소주나 위스키를 가볍게 마시도록 안내했습니다. 다행히 저

> 녁에는 남편이 일찍 퇴근하여 식사 준비를 도울 수 있었기에, 저녁 식사만큼은 배달음식 대신 제대로 된 식사를 하시도록 지도했습니다. 주 3회 이상은 기력 보충에 좋은 소고기, 돼지고기 등 육류를 챙겨 드시고, 여기에 신선한 채소를 곁들여 영양 균형을 맞추도록 했습니다.

부종이 빠지면서 되찾은 가벼움

치료 후 가장 먼저 나타난 변화는 아침에 몸이 가벼워지는 느낌이었습니다. 3개월 동안 체중은 10kg이 감량되었고, 무엇보다 퉁퉁 부어 있던 얼굴과 손발의 부종이 거의 사라졌습니다. 몸이 회복되자 지긋지긋했던 피로감이 줄었고, 아이를 돌보는 것이 한결 수월해졌다고 했습니다.

2단계 (현재 유지 2개월 차): 체력 유지 및 요요 방지

서아님은 10kg 감량에 성공했으므로 6개월의 유지 기간을 계획했으며, 현재 유지 프로그램을 시작한 지 2개월째입니다.

> - **한약 처방**: 체중 감량 목표는 달성했지만, 서아님은 '공비진약' 복용 후 몸이 회복되고 활력이 생기는 느낌이 좋아, 마치 '산후 보약'처럼 기력 보충을 위해 좀 더 복용하고 싶다는 뜻을 밝혔습니다. 이에 따라 유지기에도 '공비진약'을 계속 복용하며 요요를 방지하는 것은 물론, 지치지 않고 육아에 전념할 수 있는 에너지를 유지하도록 도왔습니다.

총 5개월의 프로그램이 진행된 지금, 서아님은 임신 전보다 더 건강하고 활기찬 모습입니다. 단순히 살을 뺀 것을 넘어, 엄마로서의 삶을 건강하게 살아갈 수 있는 몸과 마음의 에너지를 되찾은 것이 가장 큰 변화였습니다.

서아님의 사례는 산후 다이어트가 단순히 미용의 문제가 아니라, 여성의 평생 건강을 좌우하는 중요한 회복 과정임을 명확히 보여줍니다.

사례 8: '교대 근무'의 악순환을 끊고 생체 리듬을 되찾은 30대 남성

• 환자 정보

- **이름**: 박준형(가명)
- **나이**: 35세
- **성별**: 남
- **직업**: 생산직 근로자 (3교대)
- **기왕력**: 만성 소화불량, 역류성 식도염, 수면의 질 저하, 만성 피로
- **생활 습관**: 불규칙한 근무 패턴으로 식사 및 수면 시간이 매일 바뀜. 퇴근 후 밤늦게 폭식하는 습관이 있으며, 근무 중 피로를 잊기 위해 고카페인 에너지드링크와 단 커피를 자주 마심.

첫 만남, 망가진 몸의 리듬과 끊이지 않는 피로

박준형님은 진료실에 들어서는 순간부터 깊은 피로감을 감추지 못했습니다. 3교대 근무를 시작한 지난 몇 년간 체중이 15kg 이상 늘었고, 특히 복부를 중심으로 살이 집중되었습니다. 밤낮이 바뀐 생활에 몸이 적응하지 못해 잠을 자도 개운하지 않았고, 늘 속이 더부룩하고 피곤하니 퇴근 후 스트레스를 푸는 방법은 야식과 폭식뿐이었습니다.

"일하는 시간도, 자는 시간도 계속 바뀌니까 몸이 완전히 망가진 것 같아요. 퇴근하고 밤늦게 폭식하는 게 습관이 됐고, 속은 늘 더부룩해요. 잠을 자도 잔 것 같지가 않고, 늘 피곤하니까 단것만 찾게 되네요."

한의학적으로 준형님의 상태는 불규칙한 생활 리듬으로 인해 몸의 휴식

과 활동을 조절하는 '음양(陰陽)'의 균형이 깨진 '음양실조(陰陽失調)'가 가장 큰 문제였습니다. 밤에 활동하고 낮에 잠을 자는 생활이 반복되면서 소화 기능(비위(脾胃))이 약해지고, 몸의 에너지가 비정상적으로 소모되면서 만성 피로와 폭식의 악순환에 빠진 것입니다.

치료 계획: '수면의 질'과 '식사 리듬'을 바로잡는 다이어트

교대 근무자의 다이어트는 단순히 칼로리를 줄이는 것이 아니라, **무너진 생체 리듬을 최대한 정상에 가깝게 되돌리는 것**이 최우선 목표입니다. 치료의 핵심은 수면의 질을 높여 몸의 회복 시간을 확보하고, 근무 패턴에 맞는 식사 리듬을 찾아 소화기의 부담을 덜어주는 것이었습니다.

1단계 (초기 3개월): 생체 리듬 정상화 및 체지방 감량

- **한약 처방**: 깨어진 **'음양'의 균형을 바로잡고, 약해진 소화 기능을 강화**하며, 수면의 질을 높여주기 위해 '마이킷 프리미엄'을 처방했습니다. '마이킷 프리미엄'은 불규칙한 생활로 인해 항진된 교감신경을 안정시키고, 피로 해소를 도와 에너지드링크나 설탕에 대한 갈망을 줄여주며, 깊은 잠을 통해 몸이 스스로 회복할 수 있도록 돕습니다.
- **약침 시술**: 불규칙한 생활과 잦은 야식으로 인해 간 기능이 많이 저하된 것으로 보여, 해독과 회복에 도움이 되는 웅담, 우황, 사향이 들어간 **'BUM약침'을 주 1회 시술**했습니다.
- **생활 습관 교정**: 근무 패턴에 맞춰 식사 리듬을 재설계했습니다. 특히 야간 근무 시에는 **출근 전에 육류 위주로 포만감 있게 충분히**

> **식사**하여 근무 중 폭식을 예방하도록 했습니다. 근무 중 허기질 때는 삶은 계란이나 오이, 파프리카 같은 채소로 간단히 해결하고, **퇴근 후에는 위에 부담이 적은 샐러드를 가볍게 먹고 바로 잠자리**에 들도록 지도했습니다.

몸의 리듬이 돌아오자 나타난 변화

치료 후 가장 먼저 달라진 것은 '수면의 질'이었습니다. 낮에 잠을 자도 예전보다 훨씬 깊이 잘 수 있게 되자, 만성적인 피로감이 눈에 띄게 줄었습니다. 몸이 회복되니 자연스럽게 폭식과 야식에 대한 욕구도 사라졌습니다. 3개월 동안 체중은 12kg이 감량되었고, 늘 달고 살던 소화불량도 사라졌습니다.

2단계 (이후 12개월): 건강한 리듬의 유지 및 관리

준형님은 10kg 이상 감량에 성공했으므로, **12개월의 유지 기간**을 통해 새로운 생활 리듬에 몸이 완전히 적응하고 요요를 방지하는 기간을 가졌습니다.

> • **한약 처방**: 이 시기에는 교대 근무라는 특수한 상황 속에서도 몸의 안정된 대사 상태를 유지하고 피로 누적을 막아주는 '유지환'을 처방하여, 건강한 컨디션을 꾸준히 관리할 수 있도록 도왔습니다.

프로그램이 끝났을 때, 준형님은 교대 근무를 하면서도 건강을 유지할 수 있다는 자신감을 되찾았습니다.

"몸의 리듬이 잡히니까 살은 저절로 빠지는 거였네요. 이제는 컨디션 관리를 어떻게 해야 하는지 알 것 같아요."

　준형님의 사례는 교대 근무와 같이 생활이 불규칙한 경우, 다이어트의 성공이 단순히 식단 조절을 넘어 무너진 생체 리듬을 회복하는 데 달려있음을 명확히 보여줍니다.

사례 9: 유방암 수술 후, 호르몬 치료 부작용을 이겨낸 40대 여성

- **환자 정보**
  - 이름: 이혜정(가명)
  - 나이: 48세
  - 성별: 여
  - 직업: 회사원 (휴직 중)
  - 기왕력: 유방암 수술(1년 전), 항암호르몬제 '타목시펜' 복용 중.
  - 주요 증상: 타목시펜 복용 후 급격한 체중 증가(특히 복부), 안면홍조 및 발한(땀), 지방간, 무기력감, 우울감.

첫 만남, 암은 이겨냈지만 끝나지 않은 또 다른 싸움

이혜정님은 1년 전 유방암 수술을 받고 힘든 항암치료를 잘 이겨냈습니다. 하지만 재발 방지를 위해 시작한 호르몬 치료제 '타목시펜' 복용은 그녀에게 또 다른 고통을 안겨주었습니다. 약 복용 후 수시로 얼굴이 달아오르고 밤에는 땀에 젖어 깨기 일쑤였으며, 기운은 없는데 식욕만 늘어 1년 만에 체중이 10kg 넘게 증가했습니다.

"암은 이겨냈는데, 약 부작용 때문에 하루하루가 너무 힘들어요. 갑자기 덥고 땀이 나고, 기운은 하나도 없는데 살만 계속 쪄요. 특히 배가 너무 나와서 맞는 옷이 없어요. 이러다 지방간 때문에 다른 병이 또 생기는 건 아닌지 불안해서 잠도 잘 안 와요."

한의학적으로 혜정님의 상태는 암 수술과 항암 치료로 인해 몸의 근본

물질인 '**음혈(陰血)**'이 부족해진 '**음허(陰虛)**' 상태에서, 타목시펜의 영향으로 가짜 열이 떠오르는 '**음허화동(陰虛火動)**' 증상이 나타난 것입니다. 이는 안면홍조와 발한의 원인이 되며, 동시에 몸의 대사 기능 저하를 유발하여 지방간과 체중 증가(습담)를 가속화시키고 있었습니다.

치료 계획: 삶의 질을 높이는 '균형 회복' 다이어트

치료 목표는 단순히 살을 빼는 것이 아니었습니다. 호르몬 치료의 부작용을 최소화하고, 저하된 대사 기능을 회복하여 삶의 질을 높이는 것이 최우선이었습니다. 몸의 균형을 되찾아 암 재발의 위험을 낮추고, 건강한 일상을 되찾도록 돕는 것이 핵심이었습니다.

1단계 (초기 3개월): 부작용 완화 및 대사 개선

- **한약 처방**: 부족해진 '**음혈**'을 보충하여 안면홍조와 같은 가짜 열을 잠재우고, 저하된 대사 기능으로 인해 쌓인 노폐물(습담)을 배출하기 위해 '마이컷 프리미엄'을 처방했습니다. '마이컷 프리미엄'은 호르몬 치료로 인한 대사 저하를 개선하고, 지방간 해소에 도움을 주며, 무기력감을 해소하여 건강한 다이어트를 지속할 수 있는 에너지를 제공합니다.
- **약침 시술**: 암 치료로 저하된 기력과 면역력을 보강하기 위해, 주 1~2회 '산삼약침'을 복부에 시술했습니다.
- **생활 습관 교정**: 염증 반응을 줄이고 호르몬 균형에 도움이 되는 식단을 지도했습니다. 매 끼니를 챙기기 어려운 현실을 고려하여, '**지중해식 식단**'과 '**저탄고지 식단**'을 **병행**하도록 안내했습니다.

> 평소에는 등푸른생선, 올리브오일, 채소 위주의 지중해식 식단을 기본으로 하되, 여의치 않을 때는 육류와 건강한 지방 위주로 간단히 챙길 수 있는 저탄고지 식단을 활용하여 스트레스 없이 꾸준히 식단을 유지하도록 도왔습니다.

몸의 균형이 맞춰지자 나타난 긍정적 변화

혜정님은 식단을 바꾸고 치료를 시작하면서 몸의 변화를 느끼기 시작했습니다. 3개월 동안 체중은 8kg이 감량되었고, 무엇보다 그녀를 괴롭혔던 부작용들이 눈에 띄게 줄었습니다.

> - **안면홍조/발한**: 밤에 땀 때문에 깨는 횟수가 크게 줄고, 갑자기 얼굴이 달아오르는 증상이 절반 이상 감소.
> - **무기력감**: 오전에 꾸준히 산책할 수 있을 정도로 활력이 생김.
> - **지방간**: 정기 검진에서 지방간 수치가 개선되었다는 긍정적인 결과를 얻음.

2단계 (이후 9개월): 건강한 생활 습관 유지

혜정님은 8kg 감량에 성공했으므로, **9개월의 유지 기간**을 통해 건강한 식습관을 완전히 몸에 익히고 요요를 방지하는 기간을 가졌습니다.

> - **한약 처방**: 이 시기에는 안정된 대사 상태를 유지하고 기력을 보충해 주는 '유지환'을 처방하여, 호르몬 치료 중에도 건강한 컨디션을 꾸준히 관리할 수 있도록 도왔습니다.

프로그램이 끝났을 때, 혜정님은 체중 감량뿐만 아니라, 암 치료 후의 삶을 건강하게 살아갈 수 있다는 자신감을 되찾았습니다.

"다시 제 몸의 주인이 된 것 같아요. 암 치료 후의 삶도 건강하고 행복할 수 있다는 자신감을 되찾았어요."

혜정님의 사례는 유방암 수술 후 호르몬 치료를 받는 환자들에게 한방 다이어트가 단순히 살을 빼는 것을 넘어, 힘든 치료 과정의 부작용을 관리하고 삶의 질을 높여 건강한 일상을 되찾게 하는 중요한 동반 치료가 될 수 있음을 보여줍니다.

사례 10: '초고도비만' 60kg 감량, 건강과 자신감을 되찾은 30대 여성

- 환자 정보
  - 이름: 윤소정(가명)
  - 나이: 34세
  - 성별: 여
  - 직업: 휴직 중
  - 기왕력: 초고도비만, 생리불순, 무기력감, 우울감
  - 다이어트 경험: 식욕억제제, 삭센다 주사, 다른 한의원의 다이어트 한약 등 다수 시도했으나 큰 효과를 보지 못하거나 요요로 실패함.

첫 만남, 체중만큼 무거웠던 마음의 짐

윤소정님은 100kg이 훌쩍 넘는 체중 때문에 일상생활의 어려움은 물론, 사람들을 만나는 것조차 기피하게 되었다고 털어놓았습니다. 불규칙한 생리 주기는 몇 달씩 건너뛰기 일쑤였고, 조금만 움직여도 숨이 차고 무기력해져 대부분의 시간을 집에서만 보냈습니다. 거울을 볼 때마다 자신감은 떨어지고 우울감만 깊어지는 악순환이 반복되고 있었습니다.

"이대로는 정말 안 될 것 같아서 마지막이라는 심정으로 찾아왔어요. 살을 빼고 싶은데, 어디서부터 어떻게 시작해야 할지 막막해요. 특히 이렇게 살이 많은데, 살을 빼고 나면 피부가 쭈글쭈글하게 처질까 봐 그것도 너무 걱정돼요."

치료 계획: 건강한 감량과 탄력 유지를 한번에

초고도비만 다이어트는 단순히 체중을 줄이는 것을 넘어, 그 과정에서 발생할 수 있는 **피부 처짐을 예방하고 전신의 건강 상태를 개선**하는 것이 매우 중요합니다. 치료 목표는 건강한 식단과 한약을 통해 체지방을 효과적으로 감량하는 동시에, 다양한 시술을 병행하여 피부 탄력을 유지하고 아름다운 바디라인을 만드는 것이었습니다.

1단계 (초기 12개월): 집중 감량 및 탄력 관리

- **한약 처방**: 높은 체지방과 만성적인 염증 상태를 개선하고, 저하된 신진대사를 강력하게 끌어올리기 위해 '마이컷 프리미엄'을 처방했습니다. '마이컷 프리미엄'은 폭식 습관의 원인이 되는 거짓 식욕을 조절하고, 체지방 연소를 촉진하여 건강한 감량이 이루어지도록 돕습니다.
- **약침 및 시술**:
  - **태반약침**: 생리불순을 개선하고 여성호르몬의 균형을 돕기 위해 주 1회 '태반약침'을 시술했습니다.
  - **슬림쉐이프 & 펀치웨이브**: 급격한 체중 감량으로 인한 피부 처짐을 예방하고 매끈한 바디라인을 만들기 위해, 고주파로 지방을 분해하는 **'슬림쉐이프'**와 충격파를 이용한 근건이완수기요법인 '펀치웨이브' 시술을 병행했습니다.
- **생활 습관 교정**: '저탄고지 식단'을 기본으로 하되, 식사량을 급격히 줄이기보다 건강한 음식으로 바꿔나가는 데 집중했습니다. 배달음식을 끊고 직접 요리하며 식단을 기록하는 습관을 통해 스스

> 로 몸의 변화를 느끼도록 했습니다.

매일이 새로웠던 놀라운 변화

소정님은 꾸준한 치료와 노력으로 놀라운 변화를 만들어냈습니다. 1년 동안 총 60kg을 감량했고, 걱정했던 피부 처짐 없이 탄력 있는 몸매를 유지할 수 있었습니다. 무엇보다 건강 지표가 눈에 띄게 개선되었습니다.

> - **생리불순**: 치료 6개월 차부터 규칙적인 생리 주기를 되찾음.
> - **활력**: 무기력감과 우울감이 사라지고, 필라테스를 배우는 등 활동적인 취미가 생김.

2단계 (이후 12개월): 건강한 라이프스타일의 완성

소정님은 10kg 이상 감량에 해당하므로, **12개월의 유지 기간**을 통해 감량된 체중을 안정시키고 새로운 라이프스타일을 완전히 몸에 익히는 단계를 가졌습니다.

> - **한약 처방**: 이 시기에는 안정된 대사 상태를 유지하고 요요를 방지하는 '유지환'을 처방하여, 건강한 컨디션을 꾸준히 관리할 수 있도록 도왔습니다.

프로그램이 끝났을 때, 소정님은 단순히 체중만 감량한 것이 아니었습니다. 스스로를 사랑하는 법을 배우고, 건강한 삶을 살아갈 수 있다는 자신감을 되찾았습니다.

"이제는 매일 아침을 활기차게 시작해요. 다이어트는 제 인생을 바꾼 최고의 선택이었어요."

소정님의 사례는 초고도비만 다이어트가 한방 치료 및 다양한 시술과 함께할 때, 건강과 아름다움, 그리고 잃어버렸던 자신감까지 되찾을 수 있는 종합적인 과정임을 보여줍니다.

사례 11: '식욕억제제' 장기 복용 후, 우울증과 식욕 조절 장애를 극복한 주부

- 환자 정보
  - 이름: 오수진(가명)
  - 나이: 42세
  - 성별: 여
  - 직업: 주부
  - 기왕력: 식욕억제제 장기 복용(2년)으로 인한 내성, 대사 기능 저하, 극심한 우울감, 식욕 조절 불능.
  - 내원 계기: 약을 먹지 않으면 식욕이 폭주하고, 약을 먹으면 무기력과 우울감으로 외출 등 사회생활이 거의 불가능해져 남편의 손에 이끌려 내원함.

첫 만남, 약에 갇혀버린 삶

오수진님은 진료실에 앉아있는 동안에도 눈을 잘 마주치지 못하고 깊은 우울감을 보였습니다. 2년간 복용한 식욕억제제는 더 이상 체중을 줄여주지 못했고, 오히려 약 없이는 단 하루도 식욕을 통제할 수 없는 굴레가 되었습니다. 약을 먹으면 온몸이 무기력해지고 감정 기복이 심해져 가족 외에는 아무도 만나지 못했고, 약을 끊으면 불안감과 함께 걷잡을 수 없는 식욕이 밀려와 일상생활이 불가능한 상태였습니다.

"원장님, 이 약을 끊고 싶어요. 약을 먹어도 살은 더 이상 안 빠지고, 제 감정만 제 것이 아니게 돼요. 그런데 약을 안 먹으면 제가 미친 사람처럼 먹어대요. 체중은 더 뺄 것도 없는데... 그냥 예전처럼 평범하게 살고 싶어요."

치료 계획: '감량'이 아닌 '회복'에 초점을 맞추다

수진님의 치료 목표는 체중 감량이 아니었습니다. 장기간의 약물 복용으로 인해 **망가진 대사 기능과 호르몬 시스템을 정상으로 되돌리고, 약물 없이 스스로 식욕을 조절하며 건강한 일상을 되찾는 것**이 핵심이었습니다.

치료 과정 (12개월): 내 몸의 신호를 다시 배우는 시간

치료를 시작하며 가장 먼저, 의존성이 심했던 식욕억제제를 단호하게 끊었습니다. 그리고 그 빈자리를 한약과 건강한 식단이 채워나갔습니다.

- 한약 처방: 식욕억제제 복용으로 **교란된 신경계와 호르몬의 균형을 바로잡고, 저하된 대사 기능을 회복**시키기 위해 '마이컷 프리미엄'을 처방했습니다. '마이컷 프리미엄'은 인위적인 식욕 억제가 아닌, 몸의 균형을 되찾아 비정상적인 식욕을 안정시키고, 약물로 인해 누적된 몸의 피로를 해소하여 무기력과 우울감을 개선하는 데 도움을 줍니다.
- 생활 습관 교정: 약물에 대한 의존도를 줄이고 스스로 몸의 반응을 익히는 데 집중했습니다.
  - 연속혈당측정기(CGM) 활용: 수진님에게 연속혈당측정기를 착용하게 하여, 어떤 음식이 자신의 혈당을 급격히 올리고 식욕을 자극하는지 직접 눈으로 확인하도록 했습니다. '많이 먹어도 혈당이 오르지 않는 음식'을 찾아가는 과정을 통해 식단 조절에 대한

> 통제력과 자신감을 되찾도록 도왔습니다.
> - **저탄고지 식단**: 혈당 변동을 최소화하여 식욕을 안정시키는 데 가장 효과적인 '저탄고지 식단'을 병행했습니다. 건강한 지방과 단백질은 포만감을 주어 약 없이도 안정감을 느끼게 해주었습니다.

약물 없이 되찾은 평범한 일상

1년간의 치료를 통해, 수진님은 식욕억제제 없이도 완벽하게 식욕을 조절할 수 있게 되었습니다. 연속혈당측정기를 통해 자신에게 맞는 음식을 찾는 법을 익혔고, 더 이상 음식 앞에서 불안해하지 않게 되었습니다. 무엇보다 그녀를 괴롭혔던 극심한 우울감과 무기력감이 사라지면서, 친구들과 약속을 잡고 아이와 함께 외출하는 평범하지만 소중한 일상을 되찾았습니다.

현재 상태: 건강한 습관 유지

> - **한약 처방**: 현재는 몸의 안정된 대사 상태를 유지하고 혹시 모를 식욕 변화에 대응하기 위해 '유지환'을 복용하며 건강한 컨디션을 꾸준히 관리하고 있습니다.

수진님의 사례는 다이어트 약물 부작용으로 고통받는 분들에게, 한의학적 치료와 올바른 식단 관리가 단순히 체중을 넘어 삶 전체를 되찾게 하는 희망이 될 수 있음을 보여줍니다.

사례 12: '위고비' 부작용을 극복하고 건강하게 감량에 성공한 20대 여성

- 환자 정보
  - 이름: 정다인(가명)
  - 나이: 27세
  - 성별: 여
  - 직업: 대학원생
  - 내원 계기: 위고비 주사 후 극심한 구토, 어지럼증, 탈모 부작용으로 치료를 중단하고 내원함.

첫 만남, 최신 치료제가 남긴 상처

정다인님은 큰 기대를 안고 비만 치료제인 '위고비' 주사를 맞기 시작했습니다. 하지만 기대와 달리, 주사를 맞은 날부터 속이 울렁거리고 어지러워 일상생활이 어려웠고, 심한 구토 증상까지 나타났습니다. 무엇보다 큰 충격은 머리카락이 눈에 띄게 빠지기 시작한 '탈모'였습니다. 결국 다인님은 위고비 치료를 중단할 수밖에 없었고, 몸과 마음에 큰 상처를 안고 진료실을 찾았습니다.

"효과가 좋다고 해서 비싼 돈 주고 맞았는데, 몸이 너무 힘들어서 포기했어요. 밥도 거의 못 먹고 억지로 살을 빼서 그런지 머리카락까지 빠지니까 너무 무서웠어요. 건강하게 살을 뺄 수는 없을까요?"

다인님의 부작용은 위고비가 강제로 식욕을 억제하면서, 몸에 필요한 영양소까지 제대로 섭취하지 못하는 '극단적인 저칼로리 식단'이 유지되었기 때문이었습니다. 영양 불균형은 탈모를 유발하고, 몸의 기력을 급격히 떨어뜨려 오히려 건강을 해치는 결과를 낳은 것입니다.

치료 계획: '몸에 맞는' 건강한 다이어트

치료 목표는 부작용 없이 건강하게 체중을 감량하는 것이었습니다. 이를 위해 인위적으로 식욕을 억제하는 대신, 환자의 몸 상태에 맞춰 단계별로 처방을 조절하고, 건강한 식단을 통해 몸의 균형을 되찾는 데 집중했습니다.

1단계 (초기 3개월): 집중 감량 및 몸의 균형 회복

- **한약 처방**: 치료 초기에는 저하된 신진대사를 활성화하고 체지방 분해를 촉진하는 '마이컷 플러스'를 처방했습니다. 저희의 단계별 처방 시스템은 환자의 몸이 다이어트에 적응하는 과정에 맞춰 약의 강도를 조절하기 때문에, 다인님은 위고비와 같은 극심한 불편함 없이 편안하게 감량을 시작할 수 있었습니다.
- **생활 습관 교정**: 극단적인 저칼로리 식단으로 인해 탈모까지 겪었던 다인님에게, 굶지 않는 건강한 '저탄고지 식단'을 지도했습니다. 양질의 단백질과 지방, 그리고 신선한 채소를 충분히 섭취하여 몸에 필요한 영양을 채우자, 탈모 증상은 자연스럽게 멎고 오히려 머릿결에 힘이 생기기 시작했습니다.

건강하게 되찾은 몸의 변화

다인님은 3개월 동안 부작용 없이 10kg을 감량하는 데 성공했습니다. 무엇보다 구토나 어지럼증 같은 불편함 없이, 건강한 식단을 통해 활력을 잃지 않고 다이어트를 할 수 있다는 점에 크게 만족했습니다.

2단계 (이후 3개월): 안정적인 유지

> - 한약 처방: 감량 목표를 달성한 후에는 몸의 안정된 대사 상태를 유지하고 요요를 방지하는 '유지환'을 처방했습니다. 현재 3개월째 요요 없이 감량된 체중을 잘 유지하고 있습니다.

다인님의 사례는 유행하는 최신 치료법이 모든 사람에게 정답이 될 수는 없음을 보여줍니다. 건강한 다이어트의 핵심은 내 몸의 상태를 정확히 진단하고, 그에 맞는 단계별 치료와 올바른 식단을 통해 몸의 균형을 찾아가는 과정에 있습니다.

사례 13: '지방흡입' 후,
한약을 통해 진짜 체중 감량에 성공한 30대 여성

- **환자 정보**
  - **이름**: 최민아(가명)
  - **나이**: 38세
  - **성별**: 여
  - **직업**: 자영업
  - **내원 계기**: 1,000만 원을 들여 전신 지방흡입 수술을 받았으나, 라인 변화만 미미할 뿐 체중 감량 효과를 거의 보지 못해 내원함.

첫 만남, 큰 비용을 들였지만 해결되지 않은 고민

최민아님은 빠른 효과를 기대하며 큰마음을 먹고 전신 지방흡입 수술을 받았습니다. 하지만 수술 후에도 몸무게는 거의 그대로였고, 수술받지 않은 다른 부위에 살이 더 찌는 듯한 느낌에 깊은 좌절감을 느끼고 있었습니다.

"원장님, 지방을 빼내면 살이 빠지는 줄 알았어요. 그런데 몸무게는 그대로고, 조금만 방심하면 금방 다시 살이 찌는 것 같아요. 수술이 잘못된 건가 싶기도 하고... 근본적으로 살이 찌는 제 몸을 바꿔야 할 것 같아요."

민아님의 고민은 지방흡입 수술의 한계를 명확히 보여줍니다. 지방흡입은 특정 부위의 지방세포를 제거하여 라인을 다듬는 시술일 뿐, 몸 전체의 대사 기능을 개선하거나 살이 찌는 근본적인 원인을 해결해주지는 못합니다. 대사 기능이 저하된 상태에서는 수술을 받더라도 남아있는 지방세포의 크기가 커지면서 다시 살이 찔 수밖에 없습니다.

치료 계획: '겉'이 아닌 '속'을 바꾸는 다이어트

치료 목표는 단순히 지방을 빼내는 것이 아니었습니다. 한의학적 치료를 통해 **저하된 신진대사를 끌어올려 몸 스스로 지방을 태울 수 있는 환경**을 만들고, 건강한 방법으로 진짜 '체중'을 감량하는 것이 핵심이었습니다.

치료 과정 (현재 4개월 차):

- **한약 처방**: 저하된 신진대사를 활성화하고, 몸속 노폐물과 체지방을 효과적으로 배출하기 위해 '공비진약'을 처방했습니다. '공비진약'은 몸의 에너지 효율을 높여, 음식을 먹어도 살이 덜 찌고 체지방이 잘 연소되는 몸 상태로 만들어 줍니다.
- **약침 및 시술 (주 1회)**:
  - **태반약침**: 여성호르몬의 균형을 돕고 전반적인 대사를 활성화했습니다.
  - **슬림쉐이프 & 펀치웨이브**: 지방흡입 후 울퉁불퉁해질 수 있는 피부 표면을 매끄럽게 다듬고, 남아있는 셀룰라이트 개선 및 탄력 관리를 위해 병행했습니다.

대사 기능 회복이 가져온 놀라운 변화

민아님은 치료 4개월 만에 20kg을 감량하는 데 성공했습니다. 지방흡입으로도 해결되지 않았던 체중이, 몸의 대사 기능이 정상화되자 비로소 빠지기 시작한 것입니다.

"몸이 가벼워지고 땀도 잘 나요. 예전에는 똑같이 먹어도 저만 살이 쪘는데, 이제는 몸의 대사가 좋아졌다는 게 느껴져요. 진작 이렇게 할 걸 그랬어요."

향후 계획: 건강한 아름다움을 향해

민아님은 현재의 결과에 매우 만족하며, **추가로 10kg을 더 감량한 후 유지 치료에 들어갈 예정**입니다.

민아님의 사례는 성공적인 다이어트를 위해선 눈에 보이는 지방을 제거하는 것보다, 눈에 보이지 않는 우리 몸의 '대사 기능'을 회복시키는 것이 얼마나 중요한지를 명확히 보여줍니다.

사례 14: '공황장애'와 '스트레스성 폭식'을 극복한 30대 직장인

• 환자 정보

> - 이름: 정우진(가명)
> - 나이: 39세
> - 성별: 남
> - 직업: 회사원
> - 기왕력: 직장 스트레스로 인한 공황장애(정신건강의학과 약 복용 중), 스트레스성 폭식.
> - 내원 계기: 공황장애 발병 후 스트레스를 폭식으로 풀면서 1년 만에 체중이 20kg 증가. 본원에서 건강하게 체중 감량에 성공한 어머니 친구분의 적극적인 추천으로 내원함.

첫 만남, 스트레스가 불러온 또 다른 병 '폭식'

정우진님은 과도한 업무 스트레스로 인해 공황장애 진단을 받고 약을 복용 중이었습니다. 하지만 약으로도 해결되지 않는 불안감과 스트레스를 퇴근 후 '폭식'으로 풀기 시작하면서 문제가 걷잡을 수 없이 커졌습니다. 특히 맵고 짠 자극적인 배달음식을 허겁지겁 먹고 나면, 잠시 스트레스가 풀리는 것 같았지만 이내 밀려오는 자괴감과 더부룩한 속 때문에 또 다른 스트레스를 받았습니다.

"원장님, 머리로는 이러면 안 되는 걸 아는데, 퇴근만 하면 저도 모르게 배달 앱을 켜고 있어요. 미친 듯이 먹고 나면 속도 불편하고 후회되는데,

스트레스를 받으면 또 먹는 걸로 풀고... 제 의지로는 도저히 끊어낼 수가 없어요."

치료 계획: '뇌'와 '장'을 함께 안정시키는 다이어트

우진님처럼 스트레스로 인한 폭식과 공황장애가 동반된 경우, 무작정 굶거나 칼로리를 극단적으로 제한하는 다이어트는 오히려 증상을 악화시킬 수 있습니다. 치료의 핵심은 뇌와 신경계를 안정시켜 스트레스에 대한 저항력을 키우고, 혈당 변동을 최소화하는 식단을 통해 거짓 식욕과 폭식의 고리를 끊어내는 것이었습니다.

1단계 (초기 6개월): 스트레스 완화 및 체지방 감량

- **한약 처방**: 스트레스로 인해 항진된 교감신경을 안정시키고, 무너진 호르몬 균형을 바로잡아 가짜 식욕과 폭식 충동을 잠재우기 위해 '마이컷 프리미엄'을 처방했습니다. '마이컷 프리미엄'은 공황장애 약과 함께 복용해도 부담이 없으며, 불안감과 무기력감을 완화하고 심신의 안정을 도와 건강한 다이어트를 지속할 수 있도록 돕습니다.
- **약침 시술**: 스트레스 해소와 기력 보충에 도움이 되는 **'산삼약침'**을 주 1회 시술했습니다.
- **생활 습관 교정**: 굶는 스트레스 없이 포만감을 주어 폭식을 막는 '저탄고지 식단'을 추천했습니다. 또한 폭식증 개선을 위해 **연속혈당측정기(CGM)를 부착**하여, 어떤 음식이 혈당을 급격히 흔들어 폭식 충동을 일으키는지 직접 확인하고 피해갈 수 있도록 지도했습니다.

몸과 마음의 안정을 되찾다

우진님은 건강한 식단을 통해 배고픔의 고통 없이 다이어트를 시작했습니다. 몸이 안정되자 스트레스를 받아도 폭식으로 이어지는 횟수가 눈에 띄게 줄었고, 자연스럽게 체중도 감량되기 시작했습니다. 6개월 동안 총 20kg을 감량했고, 무엇보다 스스로 식욕을 조절할 수 있다는 자신감을 되찾았습니다.

2단계 (현재 6개월째 유지 중):

- **한약 처방**: 감량 목표를 달성한 후에는 안정된 대사 상태를 유지하고 스트레스로 인한 식욕 변화에 대응하기 위해 '유지환'을 처방하여, 현재 6개월째 요요 없이 건강한 상태를 잘 유지하고 있습니다.

프로그램이 끝났을 때, 우진님은 체중 감량뿐만 아니라 공황장애 증상도 한결 편안해졌다고 말했습니다.

"몸이 건강해지니 마음도 건강해지는 것 같아요. 이제는 스트레스를 음식으로 풀지 않아요."

우진님의 사례는 스트레스와 정신적 문제가 비만의 중요한 원인이 될 수 있으며, 한의학적 치료와 올바른 식단 관리가 몸의 건강뿐만 아니라 마음의 건강까지 되찾게 하는 중요한 열쇠가 될 수 있음을 보여줍니다.

사례 15: '습관성 유산'의 아픔을 딛고 자연임신에 성공한 30대 여성

- **환자 정보**
  - 이름: 김민솔(가명)
  - 나이: 37세
  - 성별: 여
  - 직업: 전문직
  - 기왕력: 난임, 습관성 유산(3회). **난소기능 저하(AMH 수치 저하)**, 난자 질 저하 및 얇은 자궁내막으로 시험관 시술(IVF) 수차례 실패.

첫 만남, 희망을 놓아버린 자포자기의 심정

김민솔님은 수년간의 시험관 시술과 가슴 아픈 유산을 반복하며 몸과 마음이 완전히 지쳐있었습니다. 난소 기능은 점점 떨어지고, 어렵게 임신이 되어도 아기를 지켜낼 수 없었던 경험은 그녀에게서 모든 희망을 앗아갔습니다. 결국 부부는 시험관 시술을 더 이상 진행하지 않기로 결정했고, 민솔님은 자포자기의 심정으로 마지막 지푸라기라도 잡고 싶다며 진료실을 찾았습니다.

"원장님, 이제 아이는 포기했어요. 다만 제 몸이라도 건강해지고 싶어서요. 임신을 준비하면서 몸무게만 계속 늘고, 몸은 몸대로 망가진 것 같아요. 그냥 다 포기하고 싶어요."

저는 민솔님에게 이렇게 설명했습니다. "우리 몸은 건강한 상태에서는 자연적으로 임신이 가능하도록 세팅되어 있습니다. 지금은 반복된 시술과 스트레스로 인해 대사 기능과 호르몬 균형이 무너져 임신이 어려운 환경이 된 것뿐입니다. 인슐린 저항성과 대사 기능을 개선해서 건강한 몸을 만들면, 자연임신이라는 기회도 다시 찾아올 수 있습니다."

치료 계획: '임신'이 아닌 '건강한 몸'을 목표로

치료의 최우선 목표는 임신이 아니었습니다. 건강한 다이어트를 통해 민솔님의 몸을 **최상의 컨디션으로 되돌려 놓는 것**이 핵심이었습니다. 몸이 건강해지면 임신은 자연스럽게 따라오는 결과가 될 것이라 확신했습니다.

1단계 (초기 6개월): 체질 개선 및 집중 감량

- **한약 처방**: 저하된 대사 기능을 끌어올리고, 몸의 염증 상태를 개선하며, 자궁을 따뜻하고 건강하게 만들기 위해 '마이컷 프리미엄'을 처방했습니다.
- **약침 시술**: 자궁 내막을 튼튼하게 하고 난소 기능을 활성화하는 데 도움이 되는 '태반약침'을 주 1회 시술했습니다.
- **생활 습관 교정**:
  - **식단**: 인슐린 저항성 개선과 강력한 항염증 효과를 위해 철저한 '케토제닉 식단'을 지도했습니다.
  - **수면 및 운동**: 호르몬 분비가 가장 왕성한 밤 10시 이전에 잠자리에 들고, 매일 30분 이상 고강도 인터벌 운동을 통해 신진대사를 극대화했습니다.
  - **생활 요법**: 혈액순환을 돕고 심신을 이완시키기 위해 매일 저녁 '반신욕'을 하도록 추천했습니다.

몸이 바뀌자 찾아온 기적

민솔님은 마지막이라는 생각으로 절박하게 치료에 임했습니다. 6개월 동안 체중은 15kg이 감량되었고, 늘 피곤하고 무기력했던 몸에 활력이 넘치기 시작했습니다.

> - **유지기 처방**: 감량 후에는 안정된 대사 상태를 유지하는 '유지환'과 함께, 자궁과 신장의 기운을 보강하여 임신에 도움이 되는 '보음환'을 처방하며 건강한 몸 상태를 유지했습니다.

그리고 다이어트를 시작한 지 8개월째 되던 어느 날, 민솔님에게서 믿을 수 없는 소식이 들려왔습니다. 그토록 기다리던 아기가 '자연임신'으로 찾아온 것입니다.

민솔님의 사례는 난임과 습관성 유산이 단순히 자궁과 난소만의 문제가 아님을 보여줍니다. 몸 전체의 대사 기능을 정상으로 되돌리고 건강한 몸의 환경을 만드는 과정 속에서, 생명의 기적은 가장 자연스러운 모습으로 찾아올 수 있습니다.

사례 16 : '우울증약' 복용 후 늘어난 체중, 몸과 마음의 건강을 되찾은 30대 여성

- **환자 정보**
  - 이름: 홍지수(가명)
  - 나이: 31세
  - 성별: 여
  - 직업: 마케터
  - 기왕력: 우울증(항우울제 복용 중), 약물로 인한 체중 증가(6개월 간 12kg), 무기력감, 감정적 식사.

첫 만남, 또 다른 우울감을 부르는 체중 증가

홍지수님은 우울증 치료를 위해 항우울제를 복용하면서 한결 편안해진 감정을 느꼈지만, 예상치 못한 문제에 부딪혔습니다. 약 복용 후 식욕이 크게 늘고 신진대사가 저하되면서 6개월 만에 체중이 12kg이나 증가한 것입니다. 우울증을 극복하기 위해 시작한 치료가, 오히려 살찐 모습에 대한 자괴감과 스트레스라는 또 다른 우울감을 낳는 악순환이 시작되었습니다.

"우울증은 약 먹고 많이 좋아졌는데, 대신 살이 너무 쪄서 또 다른 스트레스를 받아요. 약 때문에 식욕이 늘고 몸이 붓는 것 같은데, 그렇다고 약을 끊을 수는 없고요. 살찐 제 모습을 보면 다시 우울해져요. 이 악순환을 끊고 싶어요."

한의학적으로 항우울제 복용 후의 신체 변화는 우리 몸의 에너지 순환 시스템인 '기혈(氣血)'의 흐름이 정체되는 '기체(氣滯)'와 관련이 깊습니다.

기운의 소통이 원활하지 못하면 신진대사 기능이 저하되고, 이는 몸속에 불필요한 노폐물(**습담(濕痰)**)이 쌓여 체중 증가와 무기력감을 유발하는 원인이 됩니다.

치료 계획: '마음'과 '몸'의 통합적 접근

치료 목표는 현재 복용 중인 항우울제 치료를 존중하고 유지하면서, 약으로 인해 발생하는 신체적 부작용을 관리하여 몸과 마음이 함께 건강해지도록 돕는 것이었습니다. 저하된 대사 기능을 회복시켜 체중을 감량하고, 이를 통해 우울증 치료에 긍정적인 선순환을 만드는 것이 핵심이었습니다.

1단계 (초기 4개월): 대사 정상화 및 체지방 감량

- **한약 처방**: 정체된 '**기운(氣)'의 순환을 촉진**하고, 이로 인해 쌓인 노폐물(습담)을 배출하여 **저하된 신진대사를 활성화시키기 위해 '공비진약'을 4개월간 복용**했습니다. '공비진약'은 항우울제와 함께 복용해도 안전하며, 약물로 인해 저하된 대사 기능을 보완하고 거짓 식욕을 줄여주어 건강한 체중 관리가 가능하도록 돕습니다.
- **약침 시술**: 무기력감을 개선하고 신체 활력을 높이기 위해, 주 1~2회 '산삼약침'을 복부에 시술했습니다.
- **생활 습관 교정**: 감정 기복과 식욕에 영향을 주는 혈당 스파이크를 최소화하기 위해 '당질제한식'을 지도했습니다. 또한, 직장인인 점을 고려하여 **점심 식사 후 30분 정도 산책**하는 습관을 통해, 햇볕을 쬐고 생체 리듬을 회복하여 다이어트와 우울감 개선에 함께 도움이 되도록 했습니다.

몸이 가벼워지자 마음도 가벼워지다

지수님은 한약과 식단 관리를 통해 몸의 변화를 느끼기 시작했습니다. 4개월 동안 불어났던 체중 12kg을 모두 감량했고, 무엇보다 몸의 활력이 돌아왔습니다.

> - **무기력감 개선**: "약을 먹어도 예전처럼 축 처지지 않고, 아침에 일어나는 게 가뿐해졌어요."
> - **식욕 변화**: "이유 없이 단 게 당기던 증상이 사라지고, 스스로 식사량을 조절할 수 있게 됐어요."

2단계 (현재 유지 1개월 차): 건강한 균형 유지

> - **한약 처방**: 감량 목표를 달성한 후에는 안정된 대사 상태를 유지하고 기력을 보충해 주는 '유지환'을 처방하여, 현재 **유지 1개월 차**에 접어들어 건강한 컨디션을 꾸준히 관리하고 있습니다.

프로그램을 통해, 지수님은 체중 감량을 넘어 더 큰 것을 얻었다고 말했습니다.

"우울증 치료와 다이어트는 별개가 아니었어요. 몸이 건강해지니 마음도 더 단단해지는 느낌이에요. 이제 약을 먹으면서도 제 몸을 건강하게 관리할 수 있다는 자신감이 생겼어요."

지수님의 사례는 항우울제 복용 중 체중 증가로 어려움을 겪는 분들에게, 한의학적 치료가 신체적 부작용을 관리하고 삶의 질을 높여, 궁극적으로 마음의 건강까지 지키는 중요한 보완 치료가 될 수 있음을 보여줍니다.

사례 17: '생리전증후군(PMS)'으로 인한 식탐과 부종을 극복한 20대 학생

- **환자 정보**
  - **이름**: 전유진(가명)
  - **나이**: 22세
  - **성별**: 여
  - **직업**: 대학생
  - **주요 증상**: 생리 시작 1-2주 전부터 식욕이 주체할 수 없이 폭발함. 이 시기에 몸이 붓고, 극심한 피로감과 예민함, 감정 기복이 동반됨.

첫 만남, 매달 반복되는 '의지'와의 싸움

전유진님은 다이어트를 결심하고 식단과 운동을 열심히 하다가도, 매달 생리가 시작되기 전만 되면 모든 노력이 수포로 돌아가는 경험을 반복하고 있었습니다. 이 시기만 되면 떡볶이, 케이크, 초콜릿 등 특정 음식이 미친 듯이 당겼고, 한번 입을 대면 멈출 수가 없었습니다. 폭식 후에는 자책감이 밀려왔고, 생리가 시작되면 다시 다이어트를 결심하는 악순환에 지쳐 있었습니다.

"원장님, 제 의지가 부족한 걸까요? 평소에는 잘 참는데, 생리 전만 되면 식욕이 정말 제멋대로예요. 몸은 붓고 피곤해서 운동도 가기 싫고, 별것도 아닌 일에 짜증만 나요. 매달 이 시기 때문에 다이어트를 망쳐요."

유진님의 증상은 '생리전증후군(PMS)'의 전형적인 모습입니다. 이는 여성호르몬의 주기적인 변화로 인해 식욕 조절 중추와 감정을 담당하는 신경 전달물질(세로토닌 등)의 균형이 깨지면서 나타나는 자연스러운 현상이며, 결코 의지만의 문제가 아닙니다.

치료 계획: 호르몬 주기에 맞춰 '몸'을 이해하는 다이어트

치료 목표는 무조건 식욕을 억제하는 것이 아니었습니다. 여성호르몬의 자연스러운 변화 주기를 이해하고, 그에 맞춰 **몸의 균형을 바로잡아** PMS 증상을 완화하고 식욕을 안정시키는 것이 핵심이었습니다.

1단계 (초기 3개월): 호르몬 균형 조절 및 체지방 감량

- **한약 처방**: 호르몬 변화로 인해 발생하는 **식욕 항진과 감정 기복을 완화하고, 수분 정체로 인한 부종을 개선**하기 위해 '마이컷 플러스'를 처방했습니다. '마이컷 플러스'는 호르몬 주기에 따른 신체 변화에 부드럽게 작용하여, 스트레스 없이 PMS 기간을 넘기고 꾸준히 다이어트를 이어갈 수 있도록 돕습니다.
- **약침 시술**: 여성호르몬의 균형을 돕고 자궁을 따뜻하게 하여 전반적인 PMS 증상 완화에 도움이 되는 **'태반약침'을 주 1회** 시술했습니다.
- **생활 습관 교정**: 생리 전 식욕이 폭발하는 시기에는 무조건 참기보다, GI 지수가 낮은 고구마나 다크초콜릿, 견과류 등 건강한 간식으로 대체하여 스트레스를 줄이도록 지도했습니다.

'마법의 날' 전에도 무너지지 않는 나를 발견하다

유진님은 치료를 시작하고 첫 생리 주기부터 몸의 변화를 느꼈습니다. 예전처럼 식욕이 폭발하지 않았고, 몸이 붓는 증상과 피로감도 훨씬 덜했습니다. 3개월 동안 총 9kg을 감량했고, 무엇보다 매달 겪던 PMS의 고통에서 벗어날 수 있었습니다.

유지기 및 생활 관리:

- **한약 처방**: 감량 목표를 달성한 후 유지 기간을 가졌으며, 이후에도 **생리 전 증상이 심하게 나타나는 주기에만 예방적으로 한약을 한 번씩 복용**하며 컨디션을 조절하고 있습니다.

"이제는 생리 전에도 제 몸을 컨트롤할 수 있어요. 다이어트도 성공했지만, 매달 겪던 스트레스에서 벗어난 게 더 기뻐요."

유진님의 사례는 PMS로 인한 폭식과 다이어트 실패를 반복하는 많은 여성분들에게, 한의학적 치료가 단순히 식욕을 억제하는 것을 넘어 여성의 건강한 월경 주기를 되찾아주는 근본적인 해결책이 될 수 있음을 보여줍니다.

사례 18: 혈압, 당뇨약을 모두 끊고
제2의 인생을 시작한 50대 남성

- 환자 정보
  - 이름: 이강훈(가명)
  - 나이: 56세
  - 성별: 남
  - 거주지: 서울 (비대면 진료)
  - 기왕력: 고혈압, 제2형 당뇨 (40대 중반부터 약 복용 중), 인슐린 저항성, 성기능 저하.
  - 내원 계기: 젊은 시절 잦은 음주로 체중이 25kg 이상 증가하여 10년 넘게 혈압, 당뇨약을 복용해 옴. 본원에서 한의원에서 다이어트에 성공한 아내의 적극적인 추천으로 비대면 진료를 신청함.

첫 만남, 아내 손에 이끌려 마지못해 시작한 상담

이강훈님은 서울에 거주하시는 관계로, 전화를 통해 처음 상담을 진행하게 되었습니다. 10년 넘게 복용해온 약 때문에 건강 관리를 반쯤 포기한 상태였지만, 아내의 성화에 못 이겨 마지못해 상담을 시작했다고 솔직하게 털어놓았습니다. 술은 거의 끊었지만, 고기를 좋아하는 식습관은 여전했고, 높은 혈압과 혈당 수치 외에도 인슐린 저항성과 심기능 약화로 인한 성기능 저하 문제까지 겪고 있었습니다.

"아내가 여기서 살 빼고 너무 건강해지니까 저를 가만두질 않네요. 저는 약 먹고 있으니 괜찮다고 생각했는데... 사실 몸이 예전 같지 않다는 건 저도 느끼고 있습니다. 이 나이에 가능할까요?"

치료 계획: 약을 끊는 것을 목표로 한 근본 치료

치료 목표는 명확했습니다. 단순히 체중을 몇 kg 감량하는 것이 아니라, **대사 기능을 완전히 정상화하여 지긋지긋한 혈압, 당뇨약으로부터 해방되는 것**이었습니다.

1단계 (초기 8개월): 집중 감량 및 대사 기능 정상화

- **한약 처방**: 혈압, 당뇨의 근본 원인인 인슐린 저항성을 개선하고, 저하된 심기능과 대사 기능을 끌어올리기 위해 '마이컷 프리미엄'을 처방했습니다.
- **생활 습관 교정**:
  - 저탄고지 식단: 고기를 좋아하는 강훈님의 식성을 적극 활용하여, 스트레스 없이 즐겁게 할 수 있는 '저탄고지 식단'을 추천했습니다. 밥, 면, 빵을 줄이는 대신, 건강한 단백질과 지방을 충분히 섭취하여 포만감을 유지하고 혈당을 안정시켰습니다.

몸이 바뀌자 약이 필요 없어지다

강훈님은 식단을 바꾸고 한약을 복용하면서 놀라운 변화를 경험했습니다.

- **저혈당 증상과 당뇨약 중단**: 다이어트 초반, 기존에 먹던 당뇨약 때문에 오히려 저혈당 증상이 나타나기 시작했습니다. 이는 식단 조절로 혈당이 안정되고 있다는 강력한 신호였고, 내과 주치의와 상의 하에 **점차 당뇨약 복용량을 줄여나갔습니다. 8개월 후 24kg을**

> 감량하고 정상 체중에 도달했을 때, 마침내 당뇨약을 완전히 끊을 수 있었습니다.
> - **혈압약 중단**: 체중이 감량되고 혈관 건강이 개선되면서 혈압 또한 꾸준히 안정화되었습니다. 결국 당뇨약에 이어 혈압약까지 모두 중단하게 되었습니다.

2단계 (현재 6개월째 유지 중):
> - **한약 처방**: 약을 모두 끊고 되찾은 건강을 안정적으로 유지하기 위해 '유지환'을 처방하여, 현재 6개월째 요요 없이 건강한 상태를 잘 유지하고 있습니다.

강훈님은 이제 매일 아침 약을 챙기는 번거로움 없이 가벼운 몸으로 아내와 함께 등산을 즐기는 것이 새로운 낙이 되었다며 활짝 웃으셨습니다.

"평생 먹어야 할 줄 알았던 약을 끊게 되다니, 제2의 인생을 선물 받은 기분입니다."

강훈님의 사례는 고혈압, 당뇨와 같은 만성질환이 결코 평생의 굴레가 아님을 보여줍니다. 올바른 한의학적 치료와 식단 관리를 통해 몸의 근본적인 대사 기능을 되돌린다면, 누구든 약 없이 건강한 삶을 되찾을 수 있습니다.

사례 19: '허리디스크, 무릎 통증, 족저근막염' 만성 통증을 극복한 70대 여성

- **환자 정보**
  - 이름: 강희숙(가명)
  - 나이: 72세
  - 성별: 여
  - 내원 계기: 따님의 친구 소개로, 따님과 함께 내원함.
  - 기왕력: 허리디스크, 퇴행성 무릎 관절염, 족저근막염. 통증으로 인해 물리치료와 진통소염제를 상시 복용 중. 50대 이후 점진적으로 체중 증가.

첫 만남, 지긋지긋한 통증과의 동행

강희숙님은 허리부터 무릎, 발바닥까지 이어지는 만성 통증 때문에 매일 진통소염제를 달고 살았습니다. 아침에 일어나 첫발을 내딛는 것부터가 고통이었고, 통증 때문에 걷는 것이 힘들어지니 활동량은 점점 줄고 체중은 서서히 늘어나는 악순환이 반복되었습니다. 늘어난 체중은 다시 관절에 부담을 주어 통증을 더욱 악화시켰습니다.

"원장님, 안 아픈 곳이 없어요. 물리치료를 받아도, 약을 먹어도 그때뿐이에요. 딸이 살을 좀 빼면 낫다고 하는데, 이 나이에 기운도 없는데 어떻게 살을 빼요. 고기는 살찔까 봐 쳐다도 안 보는데도 살이 찌네요."

치료 계획: '체중'이 아닌 '염증'을 줄이는 다이어트

희숙님의 통증은 단순히 체중이 관절을 눌러서 생기는 문제가 아니었습니다. 몸 전반의 만성적인 염증 상태가 통증을 계속 유발하고 있었고, 이를 해결하는 것이 치료의 핵심이었습니다. 목표는 **몸의 염증을 줄이고, 근력을 유지하며, 기력을 보강**하는 건강한 다이어트를 통해 통증의 근본 원인을 제거하는 것이었습니다.

1단계 (초기 3개월): 염증 개선 및 통증 완화

- **한약 처방**: 고령으로 인한 골다공증과 기력 저하를 고려하여, 뼈와 근육을 보강하고 신진대사를 안전하게 촉진하는 '공비진약'을 처방했습니다. '공비진약'은 몸의 염증 반응을 완화하고 기혈 순환을 도와 통증 개선에 도움을 줍니다.
- **생활 습관 교정**:
  - **저탄고지 식단**: 처음에는 "기름진 고기를 먹으면 살이 더 찌는 것 아니냐"며 강한 오해와 거부감을 보이셨습니다. 하지만 몸의 염증을 유발하는 주범은 지방이 아닌 과도한 탄수화물과 설탕임을 설명드리고, 대신 양질의 지방과 단백질을 섭취하여 기력을 보충하도록 설득했습니다.
  - **인식의 전환**: 식단을 바꾼 지 2주 만에 몸이 가벼워지고 통증이 줄어드는 것을 직접 경험하시면서, 희숙님은 누구보다 열심히 식단을 지키기 시작했습니다.

통증이 사라지자 되찾은 일상

희숙님은 3개월 동안 총 6kg을 감량했습니다. 놀라운 것은 단순히 체중만 줄어든 것이 아니라, 그녀를 괴롭혔던 통증이 눈에 띄게 완화되었다는 점입니다.

> • **통증 변화**: 아침에 발을 딛는 것이 편안해졌고, 허리와 무릎 통증이 줄어들어 지긋지긋했던 진통소염제를 더 이상 먹지 않아도 될 정도로 좋아졌습니다.

2단계 (현재 유지 2개월 차):

> • **한약 처방**: 감량 후에도 건강한 상태를 유지하고 통증 재발을 막기 위해 '유지환'을 처방하여, 현재 **2개월째** 안정적으로 유지하고 계십니다.

희숙님은 이제 약 없이도 가벼운 걸음으로 외출하는 즐거움을 되찾았습니다.

"통증 없이 걷는 게 이렇게 행복한 일인 줄 몰랐어요. 좋은 음식을 먹으니 몸이 저절로 낫는다는 걸 이제야 알았네요."

희숙님의 사례는 노년기의 만성 통증이 단순히 노화나 체중의 문제가 아닐 수 있음을 보여줍니다. 올바른 식단과 한의학적 치료를 통해 몸의 염증 환경을 개선하는 것이 그 어떤 진통제보다 더 근본적인 해결책이 될 수 있습니다.

사례 20: 원인 모를 '만성 부종', 몸의 순환을 되찾고 해결한 40대 여성

- **환자 정보**
  - **이름:** 임수현(가명)
  - **나이:** 41세
  - **성별:** 여
  - **직업:** 사무직 직장인
  - **기왕력:** 만성 부종. 둘째 출산 후부터 몸이 조금씩 붓기 시작해, 몇 년 전부터는 증상이 심해짐. 신장, 갑상선 등 여러 병원 검사를 받았으나 '특별한 원인이 없다'는 진단만 받음.
  - **주요 증상:** 아침에는 얼굴이, 저녁에는 다리가 심하게 부음. 하루 사이에도 체중이 2~3kg씩 변동. 만성 피로와 몸이 무거운 느낌.

첫 만남, 병명도 없이 몸을 괴롭히는 부종

임수현님은 둘째를 낳고 나서부터 시작된 부종이 몇 년째 만성화되어 고통받고 있었습니다. 아침에 일어나면 얼굴이 부어 쌍꺼풀이 사라지기 일쑤였고, 퇴근 무렵이면 다리가 땡땡 부어 신발이 꽉 낄 정도였습니다. '혹시 큰 병이 아닐까' 하는 불안감에 여러 병원을 전전하며 검사를 받았지만, 결과는 늘 '정상'이었습니다.

"원장님, 저는 물만 마셔도 붓는 것 같아요. 아침에 일어나면 얼굴이 달덩이 같고, 저녁에는 다리가 코끼리처럼 땡땡 부어서 아파요. 병원에서는 아무 이상이 없다는데, 왜 저만 이런 걸까요? 몸이 무거우니 만사가 귀찮아요."

치료 계획: '수분대사'의 스위치를 다시 켜다

병원 검사상 이상이 없는데도 몸이 붓는 이유는, 우리 몸의 '수분대사 시스템'이 고장 났기 때문입니다. 한의학적으로 이는 수분대사를 주관하는 **폐(肺), 비(脾), 신(腎)의 기능이 저하**되어 몸속에 불필요한 수분이 정체되는 **'수습정체(水濕停滯)'** 상태로 봅니다. 치료 목표는 이 세 장부의 기능을 회복시켜, 몸이 스스로 수분을 정상적으로 배출하고 순환시킬 수 있는 힘을 되찾아주는 것이었습니다.

1단계 (초기 3개월): 수분 배출 및 순환 개선

- **한약 처방**: 저하된 **폐, 비, 신의 기능을 강화**하여 정체된 **'수습'을 소변으로 원활하게 배출**시키고, 전반적인 신진대사를 촉진하기 위해 '공비진약'을 처방했습니다. '공비진약'은 몸의 불필요한 수분을 제거하여 부종을 빠르게 개선하고, 몸을 가볍게 만들어 활력을 되찾아 줍니다.
- **약침 시술**: 기력을 보충하고 전신 순환을 돕기 위해, 주 1~2회 '산삼약침'을 복부에 시술했습니다.
- **생활 습관 교정**: 부종을 개선하고 신진대사를 높이기 위해 '저탄고지 식단'을 추천했습니다. 몸의 불필요한 염증 반응을 줄이고 에너지 효율을 높여 수분대사가 원활해지도록 도왔습니다.

붓기가 빠지자 드러나는 진짜 내 모습

수현님은 치료를 시작한 지 2주 만에 아침에 일어나는 것이 가뿐해지는 것을 느꼈습니다. 3개월 동안 체중은 7kg이 감량되었고, 체중보다 더 큰 변화는 부종 그 자체였습니다.

> - **부종 변화**: 아침에 붓던 얼굴이 갸름해지고, 저녁에도 다리가 붓는 증상이 80% 이상 개선됨.
> - **체중 변동**: 하루 2~3kg씩 널뛰던 체중 변동 폭이 거의 사라짐.

2단계 (현재 유지 2개월 차):

> - **한약 처방**: 감량 후에도 몸이 가벼워지고 컨디션이 좋은 느낌에 만족하여, 수현님의 요청에 따라 유지기에도 '공비진약'을 하루 1회씩 복용하도록 했습니다. 현재 2개월째 복용하며 부종 없이 건강한 상태를 잘 유지하고 계십니다.

"이제는 짠 음식을 먹은 다음 날에도 붓지 않아요. 몸이 스스로 조절하는 힘이 생긴 것 같아요. 붓기가 빠지니 숨어있던 제 얼굴과 몸 라인이 드러나는 게 신기해요."

수현님의 사례는 원인 모를 만성 부종이 결코 이유 없는 증상이 아님을 보여줍니다. 눈에 보이는 장기의 문제가 아니더라도, 몸 전체의 기능적인 불균형을 바로잡는 한의학적 치료를 통해 충분히 해결할 수 있습니다.

사례 21 : 체력과 집중력을 되찾고 성적까지 오른 고3 수험생

• 환자 정보

- **이름:** 윤세아(가명)
- **나이:** 만 18세 (고등학교 3학년)
- **성별:** 여
- **기왕력:** 소아비만, 만성 피로, 집중력 저하, 지방간
- **다이어트 경험:** 없음.
- **생활 습관:** 학원이 끝나고 밤 11시 이후에 야식을 먹는 습관. 수면 부족. 하루 대부분의 시간을 앉아서 보내면서 허벅지 등 하체에 살이 트기 시작함.

첫 만남, 무너지는 체력과 자신감

윤세아 양은 원래 '수능만 끝나면 살을 빼겠다'고 막연히 생각했지만, 늘어나는 체중과 함께 급격히 떨어지는 체력과 집중력 때문에 더 이상 미룰 수 없다며 어머님과 함께 진료실을 찾았습니다. 학원이 끝나고 집에 돌아와 스트레스를 풀기 위해 먹는 야식은 어느새 끊을 수 없는 습관이 되어 있었습니다.

"원장님, 하루 종일 앉아만 있는데도 살이 계속 쪄요. 조금만 공부해도 금방 피곤하고, 머리가 멍해서 집중이 안 돼요. 살찐 것도 스트레스인데, 이러다 제일 중요한 수험 생활을 망칠까 봐 너무 불안해요."

한의학적으로 세아 양의 상태는 오랜 시간 앉아있는 생활과 스트레스로 인해 기운의 순환이 막히는 '기체(氣滯)'와, 불규칙한 식습관으로 소화 기

능이 약해져 몸속에 노폐물이 쌓이는 '식적(食積)'이 겹친 상태였습니다. 맑은 기운이 머리로 올라가지 못하고 탁한 노폐물이 몸에 쌓이니, 만성 피로와 집중력 저하, 그리고 비만으로 이어진 것입니다.

치료 계획: '체력'과 '집중력'을 함께 잡는 건강한 감량

수험생 다이어트의 핵심은 단순히 체중을 줄이는 것이 아니라, **최상의 컨디션으로 학업에 집중할 수 있는 몸을 만드는 것**입니다. 치료 목표는 불필요한 체지방을 감량하는 동시에, 떨어진 체력과 집중력을 끌어올리는 것이었습니다.

1단계 (초기 3개월): 집중 감량 및 컨디션 회복

- **한약 처방**: 정체된 기운을 소통시키고 소화기에 쌓인 노폐물을 제거하여 **만성 피로와 집중력 저하를 개선**하고, **신진대사를 촉진**하기 위해 '공비진약'을 처방했습니다. '공비진약'은 맑은 기운을 머리로 보내 머리를 맑게 하고, 체력 저하 없이 건강하게 체지방을 감량하도록 돕습니다.
- **생활 습관 교정**: 가장 먼저 야식을 완전히 끊도록 지도했습니다. 식단은 학생인 점을 고려하여 현실적으로 짰습니다. 점심 급식은 양을 반으로 줄이는 대신, 저녁에는 **부족한 단백질과 영양을 보충하기 위해 집에서 싸 온 삶은 계란, 닭가슴살, 채소 샐러드, 견과류, 무가당 그릭요거트** 등을 충분히 챙겨 먹었습니다. 평일에는 고기를 챙겨 먹기 힘든 점을 고려하여 MCT 오일을 수시로 섭취해 건강한 에너지를 공급하도록 했고, 주말에는 집에서 양질의 단백질

> 인 **고기 위주의 식사**를 충분히 하도록 했습니다.

성적까지 올려준 놀라운 변화

세아 양은 식단 관리를 시작하며 가장 먼저 야식을 끊었고, 몸이 가벼워지는 것을 느끼기 시작했습니다. 3개월 동안 총 18kg을 감량하며 자신감을 되찾았고, 무엇보다 학업 능력에 놀라운 변화가 찾아왔습니다.

"살 빠진 것도 좋지만, 몸이 정말 안 피곤해요. 예전에는 시험 기간에 밤을 새우면 다음 날 거의 죽었는데, 이제는 밤을 새워도 다음 날 멀쩡하게 집중이 잘돼요. 붓기도 싹 빠지고, 컨디션이 좋으니 원래 상위권이던 성적도 더 올랐어요."

2단계 (현재 유지 2개월 차): 최상의 컨디션 유지

> - **한약 처방**: 감량 목표는 달성했지만, 수능까지 최상의 체력과 집중력을 유지하는 것이 중요했기 때문에, 유지기에도 '공비진약'을 복용하며 컨디션을 관리하고 있습니다. **현재 2개월째** 복용 중입니다.

세아 양의 사례는 건강한 다이어트가 단순히 외모의 변화를 넘어, 수험생에게 가장 중요한 무기인 '체력'과 '집중력'을 얼마나 극적으로 끌어올릴 수 있는지를 명확히 보여줍니다.

PART 5

독자가 꼭 알아야 할 Q&A

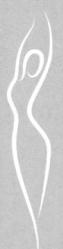

5.1 다이어트 속설, 그것이 궁금하다

앞(2장)에서 다이어트에 관한 속설에 대해서 간단히 살펴봤는데, 독자분들이 특히 궁금해하시는 내용들을 좀 더 자세히 정리해봤습니다.

Q 아무것도 안 먹었는데 아침에 혈당이 올라요. 제가 뭘 잘못하고 있는 건가요?

A 네, 충분히 그럴 수 있습니다. 그리고 당신이 뭔가를 잘못해서가 아닐 가능성이 높습니다. 음식을 먹지 않아도 혈당이 오르는 현상은 많은 분들이 경험하며, 이는 우리 몸의 자연스러운 생리 반응의 일부이거나, 생활 습관의 영향일 수 있습니다.

우리 몸은 외부에서 포도당(음식)이 들어오지 않아도, 필요할 때 스스로 포도당을 만들어내는 '비상 발전소'인 간(肝)을 가지고 있습니다. 바로 이 간의 작용 때문에 아무것도 먹지 않아도 혈당이 오를 수 있는 것입니다. 주요 원인은 다음과 같습니다.

1. 새벽 현상 (Dawn Phenomenon)

가장 흔한 원인입니다. 우리 몸은 잠에서 깨어 활동을 준비하기 위해 새벽 3~4시경부터 코르티솔, 성장호르몬과 같은 스트레스 호르몬을 분비합니다. 이 호르몬들은 간에 신호를 보내 저장해 둔 포도당을 혈액으로 방출하게 만듭니다. 건강한 사람은 인슐린이 즉각 분비되어 혈당을 조절하지만, 인슐린 저항성이 있는 경우 이 혈당을 제대로 처리하지 못해 아침 공복

혈당이 높게 나타나는 것입니다.

2. 스트레스

정신적, 육체적 스트레스는 혈당을 올리는 주범입니다. 스트레스를 받으면 우리 몸은 위기 상황에 대처하기 위해 스트레스 호르몬인 코르티솔을 분비합니다. 코르티솔은 간이 포도당을 만들도록 촉진하여 혈당을 직접적으로 높입니다. 중요한 프레젠테이션을 앞두고 있거나, 힘든 일을 겪고 난 다음 날 아침에 혈당이 평소보다 높게 나올 수 있는 이유입니다.

3. 수면 부족

잠을 제대로 못 자는 것만큼 우리 몸에 큰 스트레스는 없습니다. 수면의 질이 떨어지면 코르티솔 수치가 높아지고 인슐린 저항성이 악화되어, 똑같이 먹고 생활해도 혈당이 더 쉽게 오르는 몸 상태가 됩니다.

결론적으로, 공복 혈당이 높다는 것은 단순히 전날 밤에 무엇을 먹었느냐의 문제가 아니라, 내 몸의 **인슐린 저항성, 스트레스 수준, 수면의 질** 등을 종합적으로 보여주는 중요한 건강 신호입니다. 이를 해결하기 위해서는 무작정 굶는 것이 아니라, 오히려 저녁 식사를 단백질과 건강한 지방, 채소 위주로 든든히 하여 밤사이 혈당을 안정시키고, 숙면을 통해 몸의 회복을 돕는 것이 훨씬 효과적입니다.

Q 다이어트 중인데, 밥 대신 과일만 먹으면 살이 더 잘 빠지지 않을까요? 과일은 건강식품이잖아요.

A 과일이 비타민, 미네랄, 식이섬유가 풍부한 건강식품인 것은 맞습니다. 하지만 다이어트, 특히 인슐린 저항성 개선과 체지방 감량을 목표로 한다면 **'과일은 많이 먹어도 되는 건강식이 아니다'** 라고 생각하셔야 합니다. 오히려 다이어트의 함정이 될 수 있습니다.

문제는 바로 과일에 함유된 **'과당(Fructose)'** 때문입니다.

우리가 밥이나 빵으로 섭취하는 포도당은 몸 전체의 세포에서 에너지원으로 사용되지만, 과당은 거의 대부분 간(肝)에서만 대사됩니다. 간이 처리할 수 있는 양 이상의 과당이 한꺼번에 들어오면, 간은 남은 과당을 중성지방으로 전환하여 저장합니다.

이 과정이 반복되면 다음과 같은 문제가 발생합니다.

- **지방간 유발**: 과도한 과당은 술을 마시지 않아도 지방간을 유발하는 주요 원인 중 하나입니다.
- **인슐린 저항성 악화**: 간에 지방이 쌓이면 인슐린 저항성이 심해져, 똑같이 먹어도 살이 더 쉽게 찌는 체질이 됩니다.
- **식욕 조절 실패**: 과당은 포만감을 느끼게 하는 호르몬인 '렙틴'의 작용을 방해하여, 과일을 먹어도 배부르다는 느낌 없이 계속 다른 음식을 찾게 만들 수 있습니다.

특히, 과일을 갈아서 주스 형태로 마시는 것은 섬유질이 모두 파괴된 순수한 '액상과당'을 마시는 것과 같습니다. 이는 혈당을 급격히 올리고 간에 큰 부담을 주므로, 다이어트 중에는 반드시 피해야 합니다.

다이어트 중 과일을 현명하게 먹는 법

과일이 무조건 나쁘다는 뜻은 아닙니다. 어떻게 먹느냐가 중요합니다.

> ① 종류를 가려서 드세요: 혈당을 비교적 천천히 올리는 블루베리 같은 베리류나 자몽, 아보카도 등을 선택하는 것이 좋습니다.
> ② 소량만 드세요: 하루에 종이컵 반 컵~한 컵 분량을 넘지 않도록 양을 조절해야 합니다.
> ③ 식후에 드세요: 공복에 먹기보다, 식후 디저트로 소량 섭취하면 혈당이 급격히 오르는 것을 막을 수 있습니다.
> ④ 샐러드와 함께 드세요: 과일만 따로 먹기보다, 풍성한 잎채소 샐러드에 블루베리 몇 알이나 잘게 썬 사과 한두 조각을 토핑처럼 곁들이는 것도 좋은 방법입니다. 채소의 풍부한 섬유질이 혈당 상승을 막아주고, 적은 양의 과일로도 단맛을 즐길 수 있습니다.

결론적으로, 다이어트 중 과일은 '식사'가 아닌 '가끔 즐기는 건강한 간식'으로 생각하고, 종류와 양을 현명하게 조절하는 지혜가 필요합니다.

Q 설탕은 피해야겠는데, 그럼 '대체당'은 괜찮을까요? 제로 콜라 같은 것도 마셔도 되나요?

A 다이어트를 하는 분들이 가장 많이 하는 질문 중 하나입니다. 결론부터 말씀드리면, 어떤 대체당을 선택하느냐에 따라 답은 'YES'일 수도, 'NO'일 수도 있습니다. 모든 대체당이 똑같이 만들어지지는 않기 때문입니다.

대체당은 크게 세 종류로 나누어 볼 수 있습니다.

1. 추천하는 대체당 (혈당을 올리지 않는 감미료)

이들은 섭취해도 혈당과 인슐린 수치에 거의 영향을 주지 않아, 다이어트 중에 단맛이 필요할 때 현명하게 사용할 수 있습니다.

- **당알코올류 (에리스리톨, 자일리톨 등)**: 설탕과 비슷한 단맛을 내는 천연 감미료입니다. 이 중에서도 에리스리톨(Erythritol)은 체내에 거의 흡수되지 않고 소변으로 배출되어 칼로리가 거의 없고 혈당을 전혀 올리지 않아 가장 추천하는 대체당입니다. (단, 과량 섭취 시 일부에서 소화불량을 유발할 수 있습니다.)
- **천연 감미료 (스테비아, 나한과 등)**: 허브나 과일에서 추출한 천연 감미료입니다. 스테비아(Stevia)와 나한과(Monk Fruit)는 설탕보다 수백 배 강한 단맛을 내지만 칼로리는 없고 혈당에도 영향을 주지 않아 안전하게 사용할 수 있습니다.

2. 주의가 필요한 대체당

- 인공 감미료 (아스파탐, 수크랄로스 등): '제로' 음료에 주로 사용되는 성분들입니다. 이들은 혈당을 직접 올리지는 않지만, 장내 미생물 환경에 부정적인 영향을 줄 수 있다는 연구 결과가 있습니다. 또한, 칼로리 없이 강한 단맛만 뇌에 전달되어 오히려 식욕을 더 자극하거나 단맛에 대한 의존도를 높일 수 있다는 우려도 있으므로, 가끔 마시는 것은 괜찮지만 습관적으로 마시는 것은 추천하지 않습니다.
- '건강한 설탕'으로 오해받는 당류 (아가베 시럽, 꿀, 코코넛 슈가 등): 이들은 이름만 다를 뿐, 결국 우리 몸에서 과당이나 포도당으로 작용하여 혈당을 올립니다. 정제 설탕보다는 미네랄 등이 일부 포함되어 있을 수 있지만, 다이어트 중에는 역시 피해야 할 당류입니다.

가장 중요한 점은, 좋은 대체당이라 할지라도 '단맛' 자체에 대한 의존도를 줄여나가는 것이 다이어트 성공의 핵심이라는 것입니다. 대체당은 설탕을 끊는 과정에서 도움을 주는 '징검다리'로 현명하게 활용하시되, 점차 단맛 없이도 식사를 즐길 수 있도록 입맛을 바꿔나가는 것이 가장 이상적인 방향입니다.

Q 다이어트를 하면 무조건 정체기가 오나요? 잘 빠지던 살이 갑자기 멈춰서 실망스러워요.

A 네, 다이어트를 하는 거의 모든 사람이 경험하는 매우 자연스러운 현상입니다. 따라서 정체기가 왔다고 해서 '내 다이어트는 실패했다'거나 '내 의지가 부족하다'고 자책하실 필요는 전혀 없습니다. 오히려 정체기는 우리 몸이 변화에 성공적으로 '적응'했다는 신호이자, 다음 단계로 넘어가기 위한 중요한 전환점입니다.

정체기가 오는 이유는 크게 네 가지로 볼 수 있습니다.

1. 우리 몸의 놀라운 적응 능력 (대사 적응)

가장 핵심적인 이유입니다. 체중이 줄어들면, 더 작아진 우리 몸은 예전보다 적은 에너지를 필요로 합니다. 즉, 기초대사량이 자연스럽게 감소합니다. 큰 자동차가 작은 자동차보다 연료를 많이 쓰는 것과 같은 원리입니다. 계속 같은 양을 먹고 같은 강도로 운동하면, 결국 '소모하는 칼로리'와 '섭취하는 칼로리'가 같아지는 지점이 오게 되고, 이때 체중 감량이 멈추는 것입니다.

2. '살을 지키려는' 호르몬의 반격

우리 몸은 체중 감소를 '위기 상황'으로 인식하고, 원래 체중으로 돌아가기 위해 호르몬 시스템을 가동합니다. 포만감을 느끼게 하는 호르몬인 '렙틴' 수치는 낮추고, 배고픔을 느끼게 하는 호르몬인 '그렐린' 수치는 높입니다. 동시에 신진대사를 관장하는 갑상선 호르몬 분비를 미세하게 줄이기도 합니다. 결국 평소보다 더 배고픔을 느끼고, 대사율은 떨어지는 이중고를 겪게 되는 것입니다.

3. 나도 모르게 줄어든 활동량

다이어트가 길어지면 우리 몸은 에너지를 아끼기 위해 자기도 모르게 일상 속 움직임을 줄입니다. 예전보다 덜 돌아다니고, 앉아있는 시간이 길어지는 등 '비운동성 활동 열생성(NEAT)'이 감소하면서 하루 총 소모 칼로리가 줄어들 수 있습니다.

4. 초심을 잃어버린 작은 습관들

다이어트 초반에는 엄격하게 지켰던 식단이나 운동 습관이, 시간이 지나면서 조금씩 느슨해지는 경우도 많습니다. '이 정도는 괜찮겠지'라고 생각했던 작은 소스, 음료수 한 잔, 간식 하나가 모여 정체기의 원인이 되기도 합니다.

정체기를 현명하게 극복하는 방법

- **더 적게 먹지 마세요**: 가장 중요한 원칙입니다. 여기서 식사량을 더 줄이면 몸은 더 심한 위기 상황으로 인식하여 대사량을 더 낮추고 근육을 분해하기 시작합니다.
- **식단에 변화를 주세요**: 똑같은 식단에 몸이 적응했다면, 변화를 주어야 합니다. 단백질 섭취량을 의식적으로 늘리거나, 건강한 지방의 종류를 바꿔보는 것도 좋습니다. 잠시 탄수화물 섭취를 늘렸다가 다시 줄이는 '탄수화물 사이클링'도 좋은 방법이 될 수 있습니다.

- 운동 강도나 종류를 바꾸세요: 매일 1시간씩 걷기만 했다면, 근력 운동을 추가하여 기초대사량을 높여야 합니다. 같은 근력 운동만 반복했다면, 무게를 높이거나 고강도 인터벌 트레이닝(HIIT)을 추가하여 몸에 새로운 자극을 주는 것이 효과적입니다.
- 수면과 스트레스 관리에 집중하세요: 정체기에는 몸의 호르몬 균형이 매우 중요합니다. 충분한 수면은 식욕 조절 호르몬을 안정시키고, 명상이나 반신욕 등은 스트레스 호르몬인 코르티솔 수치를 낮춰 정체기 극복에 큰 도움을 줍니다.

정체기는 실패의 신호가 아니라, 내 몸과 소통하며 다이어트 전략을 한 단계 업그레이드할 '기회의 신호'임을 기억하는 것이 중요합니다.

Q 고지혈증이 있는데, '고지방' 식단을 해도 괜찮을까요? 콜레스테롤 수치가 더 나빠질까 봐 걱정돼요.

A 고지혈증 진단을 받으신 분들이 '고지방' 식단을 해도 되는지 걱정하시는 것은 너무나 당연합니다. 이름만 들으면 마치 불에 기름을 붓는 것처럼 느껴질 수 있으니까요. 하지만 결론부터 말씀드리면, '올바른 방식의 저탄고지'는 오히려 고지혈증 개선에 큰 도움이 될 수 있습니다.

가장 큰 오해부터 바로잡아야 합니다. 우리 혈액 속의 지방 수치를 결정하는 가장 중요한 열쇠는 우리가 먹는 '지방의 양'이 아니라, '탄수화물과 당의 섭취량'입니다.

> • **혈중 지방의 주재료는 '탄수화물'입니다**: 우리 몸은 쓰고 남은 탄수화물과 당을 간(肝)에서 지방(특히 중성지방)으로 전환하여 저장합니다. 즉, 고지혈증의 주범은 기름진 음식이 아니라, 우리가 무심코 먹는 밥, 빵, 면, 과자, 음료수 속의 과도한 탄수화물과 설탕입니다.

올바른 저탄고지 식단을 시작하면 우리 몸의 콜레스테롤 수치는 다음과 같이 긍정적으로 변화합니다.

① **중성지방(Triglycerides) 수치가 극적으로 떨어집니다.**
가장 빠르고 명확하게 나타나는 변화입니다. 혈중 지방의 주재료인 탄수화물 섭취를 제한하니, 중성지방 수치가 눈에 띄게 감소하며 혈액이 깨끗해집니다.

② '좋은 콜레스테롤(HDL)' 수치가 올라갑니다.

건강한 지방(올리브오일, 아보카도, 등푸른생선 등)의 섭취가 늘어나면서, 혈관 청소부 역할을 하는 HDL 콜레스테롤 수치는 오히려 증가합니다.

③ '나쁜 콜레스테롤(LDL)'에 대한 진실

일부 사람들에서 저탄고지 초반에 LDL 수치가 일시적으로 오르는 경우가 있습니다. 하지만 이때 중요한 것은 LDL 수치 자체가 아니라, 어떤 지방을 먹고 있느냐입니다. 트랜스지방이나 산패된 기름이 아닌, 신선하고 건강한 지방을 섭취할 경우 LDL의 '질'이 개선되어 실제 혈관에는 더 건강한 영향을 미친다는 연구 결과가 많습니다. 최근 의학계에서는 LDL 수치 단독보다, '중성지방 수치'와 'HDL 수치'의 비율을 더 중요한 심혈관 건강 지표로 보고 있습니다.

고지혈증 환자를 위한 저탄고지 핵심 수칙

물론, 주의사항은 반드시 있습니다.

> ① **반드시 전문가와 상의하세요**: 약을 복용 중이거나 기저질환이 있다면, 반드시 전문가와 상담 후 시작해야 합니다.
> ② **'좋은 지방'을 선택하세요**: 아보카도, 올리브오일, 견과류, 등푸른생선과 같이 신선하고 건강한 불포화지방 위주로 섭취해야 합니다. 가공유지, 트랜스지방은 반드시 피해야 합니다.
> ③ **주기적으로 혈액검사를 받으세요**: 식단을 시작한 후에는 정기적인 혈액검사를 통해 자신의 몸이 어떻게 반응하는지 객관적인 수치로 확인하는 것이 중요합니다.

결론적으로, '저탄고지'는 무분별하게 지방을 많이 먹는 식단이 아니라, 우리 몸의 주 연료를 '탄수화물'에서 '지방'으로 바꾸는 대사 전환 과정입니다. 이 과정을 통해 혈중 지방을 만드는 근본 원인을 해결함으로써, 고지혈증을 개선하는 강력한 해결책이 될 수 있습니다.

Q 요즘 유행하는 애플 사이다 비니거(애사비)는 다이어트에 정말 효과가 있나요? 다른 발효 식초도 괜찮을까요?

A 네, 아주 좋은 질문입니다. 결론부터 말씀드리면, 애플 사이다 비니거(애사비)를 비롯한 천연 발효 식초는 다이어트에 매우 유용한 보조제가 될 수 있습니다. 마시기만 하면 살이 빠지는 '기적의 약'은 아니지만, 올바른 식단과 함께했을 때 다이어트 효과를 높여주는 훌륭한 '조력자'가 될 수 있습니다.

식초가 다이어트에 도움이 되는 가장 중요한 이유는 바로 주성분인 '**초산**(Acetic Acid)' 덕분입니다.

① **혈당 스파이크를 막아줍니다.**
식초의 가장 강력하고 과학적으로 증명된 효능입니다. 식사 때 식초를 함께 섭취하면, 탄수화물이 포도당으로 분해되고 흡수되는 속도를 늦춰줍니다. 이는 식후 혈당이 급격하게 치솟는 '혈당 스파이크'를 막아주고, 인슐린 분비를 안정시키는 데 큰 도움을 줍니다. 인슐린 저항성 개선이 다이어트의 핵심인 만큼, 이는 매우 중요한 효과입니다.

② **포만감을 높여줍니다.**
식초는 음식물이 위에서 머무는 시간을 늘려 포만감을 더 오래 유지시켜 줍니다. 포만감이 오래가면 자연스럽게 다음 식사 때까지 군것질 생각이 줄어들고, 전체적인 식사량 조절에도 도움이 됩니다.

③ 장 건강에 도움을 줄 수 있습니다.

특히 자연 발효 과정을 거친 식초에는 유기산, 폴리페놀 등 다양한 영양성분이 들어있어 장내 유익균의 먹이가 되어 장 환경을 개선하는 데 도움을 줄 수 있습니다.

애플 사이다 비니거, 현명하게 마시는 법

효과를 제대로 보고, 부작용을 피하기 위해서는 올바른 섭취 방법이 매우 중요합니다.

① **절대 원액으로 마시지 마세요**: 식초의 강한 산성은 치아의 에나멜을 손상시키고 식도에 자극을 줄 수 있습니다. 반드시 **물 한 컵(200~250ml)에 식초 1~2스푼**을 희석해서 드세요.

② **빨대를 사용하고, 마신 후 물로 헹구세요**: 치아 손상을 최소화하기 위해 빨대를 사용하는 것이 좋으며, 마신 후에는 입안을 물로 가볍게 헹궈주는 것이 안전합니다.

③ **식전 또는 식사 중에 드세요**: 혈당 조절 효과를 극대화하려면, 식사 직전이나 식사와 함께 마시는 것이 가장 좋습니다.

④ **'초모(Mother)'가 들어있는 제품을 선택하세요**: 시중에 파는 일반 식초(양조식초)보다는, 병 아래 뿌옇게 침전물(초모)이 보이는 **유기농, 비정제, 자연 발효** 애플 사이다 비니거를 선택하는 것이 다양한 유기산과 효소를 함께 섭취할 수 있어 더 좋습니다.

⑤ **음료 형태의 제품은 성분표를 확인하세요**: 마시기 편하게 음료 형태로 나온 제품 중에는 맛을 내기 위해 액상과당이나 설탕, 다른 인공 감미료를 첨가한 경우가 많습니다. 건강을 위해 마시는 식초

> 가 오히려 혈당을 올리는 원인이 될 수 있으므로, 반드시 원재료 및 함량(성분표)을 꼼꼼히 확인하고 순수한 발효 식초 제품을 선택해야 합니다.

주의하세요: 위장장애(역류성 식도염, 위궤양 등)가 심한 분이나 특정 약물(이뇨제 등)을 복용 중인 분은 반드시 전문가와 상담 후 섭취해야 합니다.

애사비는 다이어트의 마법 같은 해결책은 아니지만, 혈당 관리와 식욕 조절을 위한 현명하고 강력한 천연 도구임은 분명합니다.

Q 다이어트 중에 술은 정말 절대로 마시면 안 되나요? 꼭 마셔야 한다면 어떤 술이 그나마 괜찮을까요?

A 사회생활을 하다 보면 술자리를 피하기 어려운 경우가 많습니다. "다이어트 중인데 술 마셔도 될까?"라는 고민, 당연히 하실 수 있습니다. 결론부터 말씀드리면, **술은 다이어트의 가장 큰 적 중 하나이지만, 피할 수 없는 자리라면 어떤 술을 어떻게 마시느냐**에 따라 피해를 최소화할 수 있습니다.

술이 다이어트에 최악인 이유

① **지방 연소를 즉시 멈추게 합니다.**

이것이 가장 핵심적인 이유입니다. 우리 몸은 알코올을 최우선으로 해독해야 할 '독소'로 인식합니다. 간은 알코올 해독에 모든 에너지를 집중하기 때문에, 우리가 주 에너지원으로 사용하던 지방 연소(케토시스 상태)를 즉시 '일시정지'시킵니다. 술이 다 해독될 때까지 우리 몸은 지방을 태우지 못하고, 그동안 먹은 안주는 그대로 뱃살이 될 확률이 높아집니다.

② **'가짜 배고픔'을 유발합니다.**

알코올은 혈당을 일시적으로 떨어뜨리고 식욕 억제 호르몬(렙틴)의 분비를 방해합니다. 술을 마시면 이성적인 판단력이 흐려지는 것과 동시에, 뇌에서는 탄수화물에 대한 강력한 갈망을 보내옵니다. '술 마신 다음 날 라면이나 짬뽕이 당기는 이유'가 바로 이것입니다.

③ **근육 성장을 방해합니다.**

알코올은 단백질 합성을 방해하고 근육을 분해하는 코르티솔 호르몬 수치를 높여, 열심히 한 운동 효과를 떨어뜨릴 수 있습니다.

피할 수 없다면, 이렇게 마시세요! (최악과 차선책)

최악의 술 (반드시 피해야 할 술)

> • **맥주, 막걸리, 과일주, 칵테일**: 이 술들은 '액체 탄수화물'이라고 불릴 만큼 당질 함량이 매우 높습니다. 특히 맥주 한 캔(500ml)에는 약 15~20g의 탄수화물이 들어있어, 저탄고지 다이어트의 하루 탄수화물 제한량을 한 번에 채워버릴 수 있습니다. 달콤한 칵테일이나 과일 소주는 말할 것도 없습니다.

차선의 술 (그나마 괜찮은 술)

> • **증류주 (소주, 위스키, 보드카 등)**: 소주, 위스키, 보드카, 진, 럼과 같은 증류주는 제조 과정에서 당질이 모두 제거되어 탄수화물 함량이 '0'에 가깝습니다. 따라서 저탄고지 다이어트 중 어쩔 수 없이 마셔야 한다면 증류주를 선택하는 것이 가장 현명합니다.
> • **와인**: 드라이한 레드 와인이나 화이트 와인은 한 잔(150ml) 당 탄수화물이 3~4g 정도로 비교적 낮은 편입니다.

저탄고지 다이어트 중 현명한 음주 수칙

> ① 술은 무조건 '증류주'로 선택하세요.
> ② '제로' 음료와 섞어 드세요: 소주나 위스키를 마실 때, 과일 주스나 토닉워터 대신 제로 콜라, 나랑드 사이다, 탄산수와 섞어 마시면

불필요한 당 섭취를 막을 수 있습니다.
③ **안주는 '고기'나 '채소'로 드세요**: 탕, 찌개, 볶음류에 들어가는 설탕과 탄수화물 안주를 피하고, 삼겹살, 회, 치즈, 채소 스틱 등 저탄고지에 맞는 안주를 선택하는 것이 중요합니다.
④ **물을 많이 마시세요**: 술 한 잔에 물 한 잔을 마시는 습관은 알코올 해독을 돕고 탈수를 막아주며, 과음을 예방하는 데도 효과적입니다.

술은 다이어트의 적이 분명하지만, 현명하게 종류를 선택하고 몇 가지 원칙만 지킨다면 즐거운 사회생활과 다이어트, 두 마리 토끼를 잡는 데 도움이 될 수 있습니다.

Q '하루 세 끼 규칙적인 식사'가 건강의 기본이라고 배웠는데, 다이어트 중에는 꼭 그렇지 않은가요? 공복 시간을 길게 가지면 위에 안 좋은 건 아닌지 걱정돼요.

A 네, 우리는 평생 '하루 세 끼를 규칙적으로 먹어야 건강하다'고 배워왔습니다. 하지만 이 '식사 규칙'이 과연 현대인의 몸에, 특히 다이어트를 하는 분들에게 최선일까요? 결론부터 말씀드리면, **식사의 횟수보다 더 중요한 것은 '무엇을 먹느냐'와 '언제 먹느냐(진짜 배고플 때 먹느냐)'입니다.**

'하루 세 끼' 규칙은 언제부터 시작되었을까요?

사실 인류의 역사 대부분 동안 정해진 식사 시간은 없었습니다. '하루 세 끼'라는 개념은 산업혁명 이후, 정해진 노동 시간에 맞춰 식사하는 사회적 습관이 만들어진 것에 가깝습니다. 우리 몸이 생물학적으로 반드시 세 끼를 필요로 하는 것은 아닙니다.

오히려 현대인의 식단, 즉 탄수화물 위주의 식단에서 하루 세 끼(혹은 간식까지 더해서)를 챙겨 먹는 것은 우리 몸의 인슐린을 하루 종일 쉬지 못하게 만듭니다. 췌장은 계속해서 인슐린을 분비해야 하고, 우리 몸은 지방을 태울 틈 없이 계속 혈당을 처리하고 남은 에너지를 저장하기에 바쁩니다. 이것이 바로 인슐린 저항성과 비만의 원인이 됩니다.

'공복'은 위를 상하게 하지 않을까요?

많은 분들이 공복 상태가 길어지면 위산이 위를 손상시킬 것이라 걱정합니다. 하지만 이는 오해에 가깝습니다.

- **위산은 음식이 들어올 때 가장 많이 분비됩니다**: 우리 위는 똑똑해서, 음식이 없는데도 계속해서 강한 산을 분비하지 않습니다. 위산 분비는 음식을 보거나, 냄새를 맡거나, 실제로 음식이 위에 들어왔을 때 가장 활발해집니다.
- **오히려 잦은 식사가 위를 힘들게 할 수 있습니다**: 특히 역류성 식도염이 있는 분들은, 쉴 틈 없이 음식이 들어와 위가 계속 일을 하는 것이 오히려 증상을 악화시킬 수 있습니다. 공복 시간은 위와 장이 편안하게 휴식하고, 소화기관의 점막이 재생 및 회복되는 중요한 시간입니다. 이 시간에는 '자가포식(Autophagy)'이라는 세포 청소 과정이 활성화되어 몸속 노폐물을 정리하기도 합니다.

핵심은 '진짜 배고픔'을 느끼는 것입니다.

저탄고지 식단을 통해 우리 몸이 지방을 주 에너지원으로 사용하기 시작하면, 혈당이 안정되면서 시도 때도 없이 찾아오던 '가짜 배고픔'이 사라집니다. 포만감이 오래 유지되므로 자연스럽게 식사 횟수가 줄어들고, '진짜 배고플 때' 식사하는 건강한 리듬을 되찾을 수 있습니다.

다만, **현재 급성 위염이나 위궤양**으로 치료를 받고 계신 분이라면 극단적인 공복은 피하고 전문가와 상담하는 것이 좋습니다. 하지만 대부분의 건강한 사람에게 적절한 공복은 위를 상하게 하는 과정이 아니라, 오히려 우리 몸 전체에 꼭 필요한 '휴식'과 '재정비'의 시간입니다.

5.2 다이어트 한약 궁금증 해결

Q1 다이어트 한약은 정말 간에 해롭지 않나요?

A 아마 다이어트 한약을 고려하시는 분들이 가장 많이 하는 걱정이자 질문일 것입니다. 결론부터 명확히 말씀드리면, "한의사의 정확한 진단과 처방에 따라 조제된 한약은 간에 해롭지 않으며 안전합니다."

'한약은 간에 좋지 않다'는 오해는 몇 가지 잘못된 정보에서 비롯되었습니다.

1. '독성이 있는 약재'에 대한 오해

물론, 한약재 중에는 부자나 초오처럼 법제(독성을 제거하는 가공 과정) 없이 사용하면 위험할 수 있는 약재들이 있습니다. 하지만 이러한 약재들은 다이어트 처방에 거의 사용되지 않으며, 사용되더라도 반드시 전문가의 엄격한 관리하에 안전하게 처리됩니다. 다이어트 한약에 주로 사용되는 마황, 의이인, 숙지황 등의 약재들은 식품의약품안전처의 엄격한 기준을 통과한 안전한 약재들입니다.

2. '무분별한 건강식품'과의 혼동

간 손상 사례의 상당수는 사실 한의원에서 처방받은 한약이 아닌, 출처가 불분명하거나 과학적으로 검증되지 않은 민간요법, 건강원 식품, 해외 직구 제품 등을 무분별하게 섭취한 경우입니다. 이러한 제품들은 어떤 성분이 얼마만큼 들어있는지 알 수 없으므로 매우 위험할 수 있습니다.

전문가의 처방은 왜 안전할까요?

한의사는 환자의 상태를 진단할 때, 단순히 체중만 보는 것이 아니라 간

기능, 신장 기능, 소화기 상태 등 몸 전체의 균형을 종합적으로 파악합니다.

> - 개인별 맞춤 처방: 환자의 체질과 건강 상태에 맞춰 약재의 종류와 양을 미세하게 조절하여 처방합니다. 특히 저희의 다이어트 한약은 단순히 체지방 분해를 촉진하는 약재만으로 구성된 것이 아니라, 기력을 보강하고 몸의 균형을 맞추는 보약(補藥) 성분이 충분히 포함되어 있어, 다이어트 중에도 몸에 무리를 주지 않고 간이 제 기능을 다할 수 있도록 돕습니다.
> - 안전한 규격품 한약재 사용: 한의원에서 사용하는 모든 한약재는 식품의약품안전처(KFDA)의 엄격한 검사를 통과한 '규격품 한약재'입니다. 중금속, 잔류농약 등의 유해물질로부터 안전성이 확보된 약재만을 사용합니다.
> - 주기적인 건강 상태 체크: 치료 과정에서 환자의 몸 상태를 주기적으로 체크하며, 반응에 따라 처방을 미세하게 조절하여 혹시 모를 불편함을 예방합니다.

오히려 올바른 다이어트 한약 복용과 식단 관리는, 비만으로 인해 생겼던 지방간을 개선하고 간 수치를 정상화시키는 등 간 건강에 큰 도움을 주는 경우가 훨씬 많습니다.

가장 중요한 것은, **반드시 전문가인 한의사에게 진찰을 받고 본인의 몸에 맞는 한약을 처방받는 것**입니다. 출처가 불분명한 제품이 아닌, 전문가의 관리하에 이루어지는 한약 다이어트는 건강을 지키는 가장 안전하고 효과적인 길입니다.

Q2 다이어트 한약 먹다가 끊으면 바로 요요가 오는 거 아닌가요?

A 이 역시 간 건강 문제만큼이나 많은 분들이 우려하는 부분입니다. 혹시 약의 힘으로 억지로 살을 뺐다가, 약을 끊는 순간 원래대로 돌아갈까 봐 걱정하시는 마음, 충분히 이해됩니다.

결론부터 말씀드리면, "다이어트 한약 때문에 요요가 오는 것이 아니라, 다이어트 전의 잘못된 식습관과 생활 습관으로 돌아가기 때문에 요요가 오는 것"입니다.

하지만 여기서 중요한 차이점이 있습니다. 왜 유독 다른 다이어트 후에 요요 현상을 겪는 분들이 많을까요?

- **다른 다이어트 방법들의 한계**: 식욕억제제, 위고비 주사, 지방흡입 등은 대부분 '살이 찌는 체질'은 그대로 둔 채, 인위적으로 식욕을 억제하거나 지방을 빼내는 데 집중합니다. 대사 기능이 저하되고, 호르몬 불균형이 있는 몸 상태는 변하지 않은 채 현상만 바꾸는 것입니다. 또한, 많은 병의원에서는 약 처방이나 시술에만 집중할 뿐, 환자의 식단이나 생활 습관 개선에는 깊이 관여하지 않는 경우가 많습니다. 근본적인 원인과 습관이 바뀌지 않았으니, 약을 끊거나 시간이 지나면 다시 원래의 몸으로 돌아갈 확률이 매우 높습니다.
- **한방 다이어트의 접근법**: 반면, 저희가 추구하는 한방 다이어트는 접근법 자체가 다릅니다. 다이어트 한약은 단순히 식욕을 억제하는 것이 아니라, 저하된 신진대사를 끌어올리고, 몸의 불균형을 바로잡아 '살이 잘 빠지고, 다시 잘 찌지 않는 체질'로 개선하는 것을 목표로 합니다. 즉, '결과'가 아닌 '원인'을 치료하는 것입니다.

다이어트 한약의 진짜 역할: '체질 개선'과 '습관 교정'의 조력자

한약은 우리가 '건강한 식습관과 생활 습관'이라는 새로운 길에 성공적으로 안착할 수 있도록 체질을 개선하고 과정을 수월하게 만드는 '조력자'입니다.

- 신진대사를 높여 같은 활동을 해도 더 많은 에너지를 태우는 몸으로 만듭니다.
- 거짓 식욕을 잠재워 식단 조절의 어려움을 줄여줍니다.
- 기력을 보강하여 다이어트 중에도 지치지 않고 활력을 유지하게 합니다.

요요를 막는 가장 확실한 방법: '유지기'와 '습관 교정'

그래서 저희는 체중 감량만큼이나 '유지기'를 중요하게 생각합니다. 한약과 생활 습관 교정을 통해 개선된 체질을 우리 몸이 새로운 '설정점(Set pcint)'으로 기억하도록 돕는 과정이 반드시 필요합니다.

- 유지환 처방: 감량기 한약과는 다르게, 유지기에는 개선된 대사 상태를 안정적으로 유지하고 식욕이 다시 불안정해지지 않도록 돕는 '유지환'을 처방하여 몸의 새로운 균형을 공고히 합니다.
- 생활 습관 점검: 감량 과정에서 익힌 건강한 식습관과 생활 습관을 완전히 '내 것'으로 만드는 시기입니다.

결론적으로, 다이어트 한약은 요요의 원인이 아닙니다. 오히려 체질 개선과 생활 습관 교정을 함께하는 한방 다이어트는 요요 현상이 가장 적은, 가장 근본적인 다이어트 방법입니다.

Q3 식욕억제제, 위고비 주사는 물론 다른 한의원의 다이어트 한약으로도 효과를 못 봤는데, 여기서는 효과가 있을까요?

A 네, 충분히 효과를 보실 수 있습니다. 오히려 다른 방법으로 효과를 보지 못하셨던 분일수록, 저희 한의원에서는 더 만족스러운 결과를 얻는 경우가 많습니다. 그 이유는 **접근하는 방식과 처방의 핵심이 근본적으로 다르기 때문**입니다.

식욕억제제나 위고비 등은 '왜 살이 쪘는가'라는 원인에 대한 접근 없이, 결과인 '식욕'만을 인위적으로 억제하는 데 집중하는 경우가 많습니다.

또한, 모든 한의원의 다이어트 처방이 같지는 않습니다.
저희 **마이플한의원에서는 다년간의 임상 경험을 바탕으로 자체적으로 연구 개발한 다이어트 한약**을 처방하고 있습니다. 이 처방은 단순히 식욕만 억제하는 것이 아니라, 환자 개개인의 '살이 찌는 근본 원인'을 찾아 해결하는 데 초점을 맞추어 조제됩니다.

사람마다 살이 찌는 원인은 모두 다릅니다.

> - 어떤 분은 선천적으로 에너지를 만드는 기능이 약해 조금만 먹어도 살이 찌고 늘 피곤합니다. **(기허형 비만)**
> - 어떤 분은 스트레스로 인해 기운의 순환이 막혀 특정 부위(주로 복부)에만 살이 찝니다. **(기체형 비만)**
> - 또 어떤 분은 몸의 수분대사가 원활하지 않아 늘 몸이 붓고 무겁습니다. **(습담형 비만)**

저희 다이어트 한약은 이렇게 정밀한 진단을 통해 밝혀진 개개인의 문제점을 해결하도록 설계되었습니다. 부족한 기운은 보충해주고, 막힌 순환은 뚫어주며, **쌓인 노폐물은 배출시켜 몸 스스로가 지방을 잘 태울 수 있는 건강한 환경**을 만들어 주는 것입니다.

즉, '결과'만 억지로 바꾸는 것이 아니라 '원인'을 해결하여 '결과'가 저절로 따라오게 만드는 것이 저희 치료의 핵심입니다.

따라서 이전에 여러 다이어트, 심지어 다른 다이어트 한약으로 효과를 보지 못하셨던 분이라도, 저희의 정밀한 진단과 그에 맞는 차별화된 처방을 통해 이전과는 다른 '진짜 건강한 다이어트'를 경험하실 수 있습니다.

Q4 한 달에 몇 kg 정도 감량할 수 있나요?

A 가장 많이 하시는 질문이면서, 동시에 가장 답변하기 조심스러운 질문이기도 합니다. 사람마다 시작 체중, 체질, 건강 상태, 생활 습관이 모두 다르기 때문에 '한 달에 0kg 감량이 정답'이라고 단정해서 말씀드릴 수는 없습니다.

다만, 저희의 수많은 임상 경험을 바탕으로 일반적인 기준을 말씀드리면, **보통 다이어트 첫 1~3개월 동안은 자기 체중의 5~10% 정도를 감량**하는 것을 건강하고 현실적인 목표로 잡습니다.

- 예를 들어, 80kg인 분은 첫 달에 4~8kg
- 60kg인 분은 첫 달에 3~6kg

정도를 건강한 감량 범위로 볼 수 있습니다.

물론 이 수치는 절대적인 기준이 아니며, 다음과 같은 여러 요인에 따라 달라질 수 있습니다.

- **시작 체중**: 일반적으로 시작 체중이 많이 나갈수록 초반 감량 속도가 더 빠른 경향이 있습니다. 몸에서 빼야 할 과잉 체지방과 수분이 그만큼 많기 때문입니다.
- **대사 건강 상태**: 인슐린 저항성이 심하거나, 갑상선기능저하증이 있는 등 대사 기능이 저하된 상태라면 초기 감량 속도가 더딜 수 있습니다.
- **과거 다이어트 경험**: 잦은 요요를 겪으며 다이어트를 반복했다면, 우리 몸이 에너지 소비를 줄이려는 '대사 적응' 상태에 있어 감량 속도에 영향을 줄 수 있습니다.

> • **실천 의지**: 당연하게도, 알려드린 식단과 생활 습관을 얼마나 꾸준히 잘 지키느냐가 감량 속도에 가장 큰 영향을 미칩니다.

속도보다 중요한 것은 '감량의 질'입니다.

기억해야 할 가장 중요한 점은, 다이어트의 성공이 '얼마나 빨리' 빼느냐에 있지 않다는 것입니다. 무작정 굶어서 단기간에 급격하게 감량하는 것은 대부분 체지방이 아닌 수분과 소중한 근육입니다. 근육이 빠지면 기초대사량이 떨어져 결국 살이 더 잘 찌는 체질, 즉 요요가 오기 쉬운 몸이 될 뿐입니다.

건강한 다이어트는 근손실을 **최소화하면서 체지방 위주로 감량**하는 것이며, 이는 시간이 걸리더라도 몸의 대사 기능을 정상화하는 가장 확실한 방법입니다.

체중계의 숫자가 줄어드는 속도에 조급해하지 마세요. 더 중요한 것은 내 몸의 대사가 정상화되고, 건강한 습관이 자리 잡고 있다는 '긍정적인 변화' 그 자체입니다.

Q5 **다이어트 한약을 먹고도 근육량이 빠질 수 있나요?**

A 네, 매우 중요한 질문입니다. 결론부터 말씀드리면, **"어떻게 다이어트를 하느냐에 따라 달라집니다."** 다이어트 한약은 근손실을 '최소화'하도록 돕는 강력한 역할을 하지만, 근육량 유지를 위한 기본적인 원칙들을 지키지 않는다면 한약을 먹더라도 근육량은 빠질 수 있습니다.

다이어트 중 근육이 빠지는 진짜 이유

근손실이 일어나는 가장 큰 이유는 세 가지입니다.

> ① **극단적인 절식**: 몸에 필요한 최소한의 칼로리와 영양소가 들어오지 않으면, 우리 몸은 생존을 위해 근육을 분해하여 에너지원으로 사용하기 시작합니다.
>
> ② **단백질 섭취 부족**: 단백질은 근육의 주재료입니다. 식사량을 줄이면서 단백질 섭취까지 부족해지면, 우리 몸은 부족한 단백질을 근육에서 빼내어 사용합니다.
>
> ③ **근력 운동의 부재**: 우리 몸은 '사용하지 않는 기관'은 퇴화시키는 경향이 있습니다. 다이어트 중 근력 운동을 통해 근육에 '나는 지금 이 근육이 필요해!'라는 신호를 주지 않으면, 몸은 불필요한 조직으로 인식하고 근육을 먼저 분해하여 에너지를 아끼려고 합니다.

다이어트 한약은 '근손실 최소화'를 어떻게 도울까요?

저희 다이어트 한약은 단순히 체중을 줄이는 것을 넘어, '근손실은 최소화하고 체지방 위주로 감량'하는 건강한 다이어트를 목표로 처방됩니다.

- 기력 보강을 통한 에너지 공급: 저희 한약 처방의 기본 원리인 '보약(補藥)' 성분은 다이어트 중 부족해지기 쉬운 에너지를 보충하여, 우리 몸이 근육을 분해하여 에너지원으로 사용하려는 경향을 줄여줍니다. 또한, 운동에 필요한 활력을 제공합니다.
- 건강한 식욕 조절: 탄수화물과 당분에 대한 비정상적인 갈망을 줄여, 자연스럽게 단백질과 건강한 지방 위주의 '근육을 지키는 식단'을 유지하기 쉽게 돕습니다.

근육량을 지키는 다이어트 3대 핵심 수칙

다이어트 한약의 효과를 극대화하고 근육량을 지키기 위해서는, 다음 세 가지를 반드시 함께 실천해야 합니다.

① **굶지 말고, '단백질'을 챙겨 드세요**: 매 끼니 손바닥 크기 정도의 살코기, 생선, 계란, 두부 등 양질의 단백질을 충분히 섭취하는 것이 가장 중요합니다.
② **'근력 운동'을 병행하세요**: 주 2~3회라도 스쿼트, 팔굽혀펴기, 아령 들기 등 근육에 자극을 주는 운동을 꾸준히 해야 합니다.
③ **충분히 주무세요**: 근육은 운동할 때 성장하는 것이 아니라, 잠을 자고 휴식할 때 회복되고 성장합니다.

결론적으로, 다이어트 한약은 근손실을 막는 '만능 방패'가 아닙니다. 하지만 올바른 식단과 운동이라는 '창'과 '방패'를 함께 들었을 때, 다이어트라는 전쟁에서 체지방만 물리치고 소중한 근육은 지켜내는 가장 강력한 '아군'이 되어줄 것입니다.

Q6 한약 복용 중 커피나 술을 마셔도 괜찮을까요?

A 다이어트 중에도 포기하기 어려운 것들이 있습니다. 많은 분들이 커피와 술에 대해 질문하시는데, 각각 나누어 설명해 드리겠습니다.

커피: 세모(△), 조절해서 드시면 괜찮습니다.

다이어트 자체만 놓고 보면, 설탕이나 시럽, 우유가 들어가지 않은 블랙커피(아메리카노)는 칼로리가 거의 없고 카페인이 신진대사를 일시적으로 촉진하는 효과가 있어 무조건 나쁘다고 할 수는 없습니다.

다만, 다이어트 한약의 일부 성분이 카페인과 만났을 때 드물게 가슴 두근거림이나 불면 등의 증상을 유발할 수 있으므로 아래의 원칙을 지켜주시는 것이 좋습니다.

> ① **불편한 증상이 없다면 아메리카노는 괜찮습니다**: 특별한 불편함이 없고 수면에 영향을 주지 않는다면, 아메리카노는 하루 1~2잔 정도 드셔도 다이어트에 큰 영향을 주지 않습니다.
> ② **수면의 질을 확인하세요**: 숙면은 다이어트의 핵심입니다. 오후 늦게 마시는 커피가 수면의 질을 떨어뜨린다고 느껴진다면, 오전에만 드시는 것이 좋습니다.
> ③ **첨가물은 피하세요**: 믹스커피, 라떼, 캐러멜 마키아토 등 설탕과 유제품이 들어간 커피는 '음료수'이지 커피가 아님을 기억해야 합니다.

술: 세모(△), 가급적 피하는 것이 좋습니다.

다이어트 중 **잦은 음주나 과음은 감량 속도를 더디게 하므로** 가급적 피

하는 것이 좋습니다. 하지만 사회생활 등으로 어쩔 수 없는 경우라면 몇 가지 원칙을 지키는 것이 중요합니다.

한약을 복용 중이라는 이유만으로 술을 무조건 피해야 하는 것은 아니지만, 음주가 다이어트에 미치는 영향은 다음과 같습니다.

> ① 지방 연소를 중단시킵니다: 우리 몸은 알코올을 '독소'로 인식하여, 간(肝)은 모든 활동을 멈추고 알코올 해독에만 집중합니다. 그동안 지방을 태우던 대사 활동은 완전히 '일시정지' 상태가 됩니다.
>
> ② 한약의 효과를 떨어뜨립니다: 간이 알코올을 해독하느라 바쁘면, 정작 흡수되고 대사되어야 할 한약의 유효 성분들이 제대로 작용하기 어렵습니다. 한약의 효과를 스스로 반감시키는 셈입니다.
>
> ③ 식욕 조절을 어렵게 만듭니다: 알코올은 이성적인 판단력을 흐리게 하고 탄수화물에 대한 갈망을 높여, 애써 지켜온 식단을 무너뜨리는 원인이 될 수 있습니다.

집중 감량 기간 동안만큼은 최상의 효과를 위해 금주하는 것이 가장 좋지만, 피할 수 없는 술자리라면 이전 Q&A에서 설명드린 '현명한 음주 수칙'을 꼭 지켜주시기 바랍니다.

Q7 한약과 함께 복용하면 안 되는 약물이나 음식이 있나요?

A 네, 안전하고 효과적인 다이어트를 위해 반드시 알아두셔야 할 내용입니다. 음식과 약물로 나누어 설명해 드리겠습니다.

음식: 특별히 가려야 할 음식은 없습니다.

다이어트 한약 자체와 충돌하여 부작용을 일으키는 음식은 없습니다. 따라서 특정 음식을 '금기'할 필요는 없습니다.

다만, 저희가 다이어트의 효과를 높이기 위해 밀가루, 설탕, 맵고 짠 자극적인 음식, 그리고 술을 피하시라고 말씀드리는 것은, 이러한 음식들이 몸의 염증 반응을 일으키고 부종을 유발하며 식욕을 자극하여 다이어트 과정을 방해하기 때문입니다. 한약의 효과를 반감시키지 않고 최상의 결과를 얻기 위해 식단을 조절하는 것이라고 이해하시면 됩니다.

약물: 함께 복용하면 안 되는 약들이 있습니다.

① 항생제

감기나 염증 등으로 항생제를 처방받으셨을 경우, 다이어트 한약과 병용하는 것은 좋지 않습니다. 항생제와 한약 모두 간에서 대사되므로, 함께 복용하면 간에 부담을 줄 수 있습니다. 따라서 항생제를 드시는 동안에는 다이어트 한약 복용을 잠시 중단하시는 것이 좋습니다.

② 다른 다이어트 약, 주사제, 보조제

가장 중요한 부분입니다. 저희 한의원에서 처방받은 다이어트 한약을 드시는 동안에는, 다른 모든 종류의 다이어트 관련 약물(식욕억제제 등), 주사제(삭센다, 위고비 등), 보조 식품 등을 반드시 중단하셔야 합니다. 성분이 중복되어 몸에 과도한 부담을 주거나, 예측할 수 없는 부작용을 유발할 수 있기 때문입니다. 처방받은 다이어트 한약만으로도 충분한 효과를 보실 수 있습니다.

③ **기타 질환 치료제**

고혈압, 당뇨, 고지혈증 등 만성질환으로 인해 복용 중인 약이 있다면, 반드시 처방 전에 미리 알려주셔야 합니다. 함께 복용해도 안전하도록 처방을 조절해 드리며, 다이어트 과정에서 몸 상태가 좋아지면 기존에 드시던 약의 용량을 줄이거나 끊게 되는 경우도 많습니다.

안전한 다이어트의 첫걸음은 현재 복용 중인 모든 약물에 대해 전문가와 솔직하게 상담하는 것에서부터 시작됩니다.

Q8 한약을 먹다가 불편한 증상이 나타나면 어떻게 해야 하나요?

A 다이어트 한약을 처음 복용하면, 우리 몸이 체지방을 에너지원으로 사용하는 새로운 환경에 적응하는 과정에서 겪는 **자연스러운 스트레스 반응**이 나타날 수 있습니다. 대부분은 며칠 내로 적응하며 사라지니 너무 걱정하지 않으셔도 괜찮습니다.

흔히 나타날 수 있는 초기 적응 반응

- **가슴 두근거림, 손 떨림**: 신진대사가 활성화되면서 나타나는 증상으로, 마치 운동을 시작할 때 심장이 뛰는 것과 비슷한 원리입니다.
- **불면**: 몸이 에너지를 태우는 상태로 바뀌면서 나타날 수 있습니다. 보통 저녁 약 복용 시간을 조금 앞당기면 해결됩니다.
- **소화불량이나 메스꺼움**: 식욕이 조절되면서 위장 운동이 느려지고 소화가 천천히 되어 나타나는 증상입니다.
- **입마름**: 체지방이 분해되는 과정에서 수분이 사용되면서 나타날 수 있는 자연스러운 증상입니다.

불편한 증상이 나타났을 때의 대처법

가장 먼저 할 일은 혼자 걱정하지 마시고, 저희 한의원으로 바로 연락해서 상담하는 것입니다. 대부분은 간단한 조치로 해결 가능하며, 몸 상태에 맞는 가장 정확한 해결책을 안내해 드립니다. 일반적으로는 다음과 같은 방법을 시도해볼 수 있습니다.

① **처방 단계를 조절합니다**: 몸이 적응할 시간을 주기 위해, 현재 복용 중인 약보다 한 단계 낮은 처방으로 잠시 변경했다가, 증상이

> 편안해지면 다시 서서히 단계를 올려나갑니다.
>
> ② **식사 후에 복용합니다**: 공복에 드셨을 때 속이 불편했다면, 식사 후 30분~1시간 뒤에 복용하는 것이 위장에 주는 부담을 줄일 수 있습니다.
>
> ③ **따뜻한 물을 충분히 마셔주세요**: 물을 많이 마시면 신진대사가 원활해져 약 기운이 몸에 더 부드럽게 적응하도록 돕고, 대부분의 불편한 증상을 완화하는 데 큰 도움이 됩니다.

다이어트 한약은 환자분의 몸 상태에 맞춰 세심하게 처방되므로 심각한 부작용은 거의 없습니다. 하지만 작은 불편함이라도 혼자 고민하지 마시고, 언제든지 편안하게 문의해주시는 것이 가장 안전하고 빠른 길입니다. 저희는 여러분의 다이어트 과정 전체를 함께하는 파트너입니다.

Q9 바쁜데, 식사 대신 단백질 쉐이크 같은 대용식으로 때워도 괜찮을까요? 다이어트 보조제도 함께 먹으면 효과가 더 좋을까요?

A 아주 현실적인 질문입니다. 바쁜 일상 속에서 매 끼니를 완벽하게 챙겨 먹기란 쉽지 않으니까요. 하지만 장기적인 관점에서 건강한 다이어트를 위해서는, 대용식과 보조제를 어떻게 바라보고 활용해야 하는지에 대한 명확한 원칙이 필요합니다.

1. 식사 대용식 (단백질 쉐이크 등): '주식'이 아닌 '비상식'으로 활용하세요.

결론부터 말씀드리면, 식사 대용식은 매일의 '주식'이 되어서는 안 됩니다.

물론, 시간이 없어 굶거나 패스트푸드로 끼니를 때우는 것보다는 성분이 좋은 단백질 쉐이크 한 잔이 더 나은 선택일 수 있습니다. 하지만 장기적으로 대용식에 의존하는 것은 여러 문제를 낳을 수 있습니다.

- **영양 불균형**: 아무리 좋은 제품이라도, 우리가 '진짜 음식(Real Food)'을 통해 얻을 수 있는 다채로운 비타민, 미네랄, 항산화 성분, 식이섬유를 완벽하게 대체할 수는 없습니다.
- **낮은 포만감**: 음식을 씹는 행위는 포만감을 느끼게 하는 중요한 과정입니다. 마시기만 하는 식사는 씹는 식사에 비해 만족감이 떨어져, 결국 다른 음식을 더 찾게 만들 수 있습니다.
- **잘못된 식습관 고착**: 대용식에 의존하다 보면, 건강한 식재료를 고르고 요리하며 즐기는, 평생 지속해야 할 올바른 식습관을 배울 기회를 놓치게 됩니다.

따라서 식사 대용식은, 어쩔 수 없이 식사를 챙기기 힘든 상황에서만 활용하는 '비상식' 또는 '플랜 B' 정도로 생각하시는 것이 가장 좋습니다. 만약 드셔야 한다면, 성분표를 꼼꼼히 확인하여 당류나 탄수화물 함량이 낮고 양질의 단백질이 포함된 제품을 선택하시기 바랍니다.

2. 다이어트 보조제: 불필요한 '낭비'일 수 있습니다.

시중에 판매되는 다이어트 보조제(가르시니아, 카테킨 등)는 아주 미미한 효과가 있을 수는 있으나, 결코 다이어트의 핵심이 될 수는 없습니다.

오히려 보조제를 먹고 있다는 생각에 안심하고 식단 관리에 소홀해지는 '보상 심리'를 유발하여 다이어트를 망치는 원인이 되기도 합니다.

무엇보다 중요한 것은, 한의사의 진단에 따라 처방된 다이어트 한약은 단순한 보조제가 아닌, 내 몸의 불균형을 바로잡는 '치료제'라는 점입니다. 개인의 체질과 살이 찌는 원인에 맞춰 처방된 한약은 그 자체로 가장 강력하고 효과적인 '맞춤 보조제'입니다. 여기에 효과가 불분명한 다른 보조제를 추가로 드실 필요는 전혀 없습니다.

가장 좋은 다이어트 방법은 언제나 단순합니다. 좋은 재료로 만든 '진짜 음식'을 즐겁게 드시고, 내 몸에 맞게 처방된 다이어트 한약의 도움을 받아 건강한 습관을 만들어나가는 것. 이것이 가장 확실하고 지름길임을 기억해 주세요.

Q10 다이어트 한약을 복용할 수 없는 질환도 있나요?

A 네, 안전한 치료를 위해 반드시 확인해야 할 중요한 부분입니다. 대부분의 경우 개인의 몸 상태에 맞춰 안전하게 처방이 가능하지만, 복용이 불가능하거나 각별한 주의가 필요한 질환들이 있습니다.

복용이 불가능한 경우

- **임산부와 수유부**: 지금까지 임신 사실을 모르고 임신 초기까지 한약을 복용하신 분들이 종종 있었지만 특별한 문제는 없었습니다. 다만, 혹시 모를 안전을 위해 임신 가능성이 있거나 임신, 모유 수유 중일 때는 복용을 피해야 합니다.
- **심각한 신장/간 질환 환자**: 투석을 받고 있는 만성신부전 환자, 간경화, 활동성 간염 등 간 기능이 심각하게 저하된 분들은 약물 대사 기능이 떨어져 있으므로 복용할 수 없습니다.

복용에 각별한 주의가 필요한 경우

다음과 같은 경우에는 치료가 가능하지만, 반드시 전문가의 세심한 진단 하에 약재와 복용량을 조절하여 처방해야 합니다.

- **심혈관 질환**: 고혈압, 협심증, 부정맥 등의 병력이 있다면 반드시 알려주셔야 합니다. 환자분의 현재 상태를 면밀히 진찰하여 복용 가능 여부와 처방 단계를 신중하게 결정해야 합니다.
- **녹내장**: 안압에 영향을 줄 수 있으므로, 녹내장이 있는 분은 반드시 사전에 알려주셔야 합니다.
- **불안장애/공황장애 등 정신과 질환**: 현재 관련 약물을 복용 중이거

> 나 병력이 있다면 반드시 알려주셔야 합니다. 한의학적 치료와 건강한 식단을 함께하면 대부분 증상이 호전되거나 안정적으로 유지되는 경우가 많지만, 환자분의 상태에 맞는 세심한 처방 조절이 필요합니다.
> - 소아/청소년: 성인과 다른 성장기 특성을 고려하여, 성장을 방해하지 않는 선에서 건강한 체중 관리를 돕는 처방이 이루어져야 합니다.
> - 고령의 환자: 기저 질환이 많고 기력이 약한 경우가 많으므로, 몸에 부담을 주지 않고 활력을 보강하는 안전한 처방을 우선으로 합니다.

가장 중요한 것은, 진료 시 현재 앓고 있는 질환과 복용 중인 모든 약물(영양제 포함)에 대해 솔직하고 정확하게 말씀해주시는 것입니다. 환자분의 건강 상태를 정확히 알아야만, 가장 안전하고 효과적인 맞춤 처방이 가능합니다.

Q11 한약을 복용하고 잠도 못 자고 불편한 증상이 심한데, 약이 저랑 안 맞는 건가요?

A 결론부터 말씀드리면, 이는 '약이 근본적으로 안 맞는 것'이라기보다 '현재 내 몸의 상태에 비해 약의 강도가 조금 강하게 작용하는 것'일 가능성이 매우 높습니다.

이해하기 쉽게 비유를 들어보겠습니다. 오랫동안 운동을 쉬다가 갑자기 격렬한 운동을 하면, 의욕과 달리 몸이 따라주지 못하고 온몸이 쑤시고 아픈 근육통을 겪게 됩니다. 그렇다고 해서 운동 자체가 내 몸에 '안 맞는 것'은 아닙니다. 내 몸의 현재 체력 수준보다 운동 강도가 높았던 것뿐입니다.

다이어트 한약도 마찬가지입니다. 우리 몸이 만성적인 피로와 저하된 신진대사에 익숙해져 있는 상태에서, 갑자기 대사율을 끌어올리는 한약이 들어오면 몸이 일시적으로 놀라 과부하가 걸린 듯한 반응을 보일 수 있습니다. 잠을 설치거나, 가슴이 두근거리는 등의 증상은 바로 이러한 '과부하'의 신호입니다.

그래서 '단계별 처방'이 중요합니다.

저희 한의원은 바로 이러한 개인차를 고려하여, 약의 강도를 여러 단계로 나누어 처방하고 있습니다. 환자분의 몸 상태를 진단하여 가장 부드러운 단계부터 시작하고, 몸이 적응하는 속도에 맞춰 서서히 단계를 올려나가는 방식입니다.

따라서 불편한 증상이 심하게 나타났다는 것은, 현재 단계가 환자분의 몸에 비해 다소 강하다는 '소중한 신호'입니다. 이럴 때는 다음과 같이 조치하면 아무 문제 없이 다이어트를 이어나갈 수 있습니다.

> ① **즉시 복용을 중단하고 알려주세요**: 가장 중요합니다. 혼자 참거나 고민하지 마시고, 바로 복용을 멈춘 뒤 저희에게 연락해서 몸 상태를 알려주셔야 합니다.
>
> ② **처방 단계를 조절하여 다시 시작합니다**: 저희는 환자분의 상태를 듣고, 즉시 한 단계 낮은, 더 부드러운 처방으로 교체해 드립니다. 몸에 부담이 없는 단계부터 다시 시작하여 편안하게 적응하도록 돕습니다.
>
> ③ **몸이 적응하면 서서히 단계를 올립니다**: 낮은 단계의 처방에 몸이 충분히 적응하면, 다시 원래의 효과적인 단계로 서서히 올려 편안하면서도 효과적인 다이어트를 진행하게 됩니다.

불편한 증상은 '나쁜 신호'가 아니라, 내 몸에 맞는 최적의 처방을 찾아가는 과정에서 우리에게 길을 알려주는 '가이드라인'입니다. 주저하지 마시고 저희와 소통하며 가장 편안하고 효과적인 다이어트를 함께 만들어 나가시면 됩니다.

Q12 다이어트 한약을 꼬박꼬박 챙겨 먹는데도 살이 안 빠져요. 왜일까요?

A 열심히 한약을 챙겨 먹는데도 체중 변화가 없어 답답하고 속상하시겠습니다. '약이 효과가 없는 건가?' 혹은 '내 몸이 이상한가?'라는 생각도 드실 수 있습니다.

하지만 이럴 때일수록 잠시 멈춰서, 다음과 같은 점들을 함께 점검해볼 필요가 있습니다. 한약은 다이어트의 강력한 '부스터' 역할을 하지만, 다이어트의 성패를 결정하는 것은 결국 나의 전반적인 생활 습관이기 때문입니다.

1. 나의 '식단'에 혹시 작은 구멍이 있진 않나요?

가장 흔한 원인입니다. 스스로는 식단을 잘 지키고 있다고 생각하지만, 무심코 먹는 것들이 다이어트를 방해하고 있을 수 있습니다.

① **숨어있는 당분**: 무심코 넣는 소스, 드레싱, 시럽 한 스푼, 과일주스 한 잔에 생각보다 많은 당이 들어있습니다.

② **'건강식'의 함정**: 몸에 좋다고 알려진 고구마, 단호박, 과일, 꿀 등도 결국 혈당을 올리는 탄수화물입니다.

③ **견과류 과다 섭취**: 건강한 지방도 많이 먹으면 살이 찝니다. 견과류를 간식으로 많이 집어 먹다 보면 하루 권장 칼로리를 훌쩍 넘기기 쉽습니다.

④ **해결책**: 가장 좋은 방법은 2~3일간 내가 먹는 모든 것을 사진으로 찍어서 저희 의료진에게 보여주시는 것입니다. 함께 사진을 보며 문제점을 찾고, 현실적인 해결책을 알려드리겠습니다. 필요하다면 연속혈당측정기(CGM)를 부착하여 어떤 음식이 내 혈당을 크게 흔드는지 직접 확인하는 것도 아주 좋은 방법입니다.

2. '수면'과 '스트레스' 관리는 잘 되고 있나요?

다이어트의 성패는 식단만큼이나 '호르몬'에 달려있습니다.

> - **수면 부족**: 잠을 제대로 못 자면 식욕을 억제하는 '렙틴' 호르몬은 줄고, 식욕을 높이는 '그렐린' 호르몬은 늘어납니다. 또한 스트레스 호르몬인 '코르티솔' 수치를 높여 뱃살을 찌게 만듭니다.
> - **만성 스트레스**: 스트레스 역시 '코르티솔'을 분비시켜, 우리 몸이 지방을 태우는 대신 저장하려는 모드로 바꾸어 버립니다.

3. 혹시 '정체기'에 들어선 것은 아닐까요?

이전 Q&A에서 설명했듯이, 정체기는 다이어트 중 누구나 겪는 자연스러운 과정입니다. 우리 몸이 줄어든 체중에 적응하여 에너지 효율을 높인 상태이므로, 식단이나 운동에 새로운 변화와 자극을 주어야 다시 감량이 시작될 수 있습니다.

4. '처방 단계'를 조절해야 할 시점은 아닌가요?

우리 몸은 다이어트 과정에서도 계속 변화하고 적응합니다. 처음에는 잘 맞았던 한약 처방이, 체중이 어느 정도 감량된 후에는 효과가 더디게 느껴질 수 있습니다. 이는 약에 내성이 생겼다기보다, 몸 상태가 달라졌으므로 그에 맞는 다음 단계의 처방이 필요하다는 신호일 수 있습니다.

체중이 빠지지 않는 것은 '실패'가 아니라, 우리 몸이 보내는 '신호'입니다. 식단과 생활 습관을 점검해 보아도 원인을 찾기 어렵다면, 주저하지 마시고 저희와 상의해주세요. 함께 원인을 찾고, 필요하다면 처방 단계를 조절하여 정체기를 극복하고 다시 나아갈 수 있도록 도와드리겠습니다.

Q13 다이어트 한약, 양약처럼 내성이나 의존성이 생기는 거 아닌가요?

A 아닙니다. 결론부터 말씀드리면, 한의사의 진단에 따라 처방된 다이어트 한약은 양약에서 흔히 나타나는 내성이나 의존성을 유발하지 않습니다. 그 이유는 약물이 우리 몸에 작용하는 근본적인 원리(메커니즘)가 다르기 때문입니다.

'내성'과 '의존성'은 왜 생길까요?

일반적으로 식욕억제제로 사용되는 양약들은 중추신경을 강하게 흥분시켜 인위적으로 식욕을 억제하고 포만감을 느끼게 합니다. 우리 몸은 이러한 외부의 강력하고 반복적인 자극에 적응하기 위해 점차 둔감해지는데, 이것이 바로 '내성'입니다. 내성이 생기면 처음과 같은 효과를 보기 위해 더 많은 양의 약이 필요하게 됩니다.

또한, 약물에 익숙해진 몸은 약을 끊었을 때 스스로 식욕을 조절하는 능력을 상실하여 이전보다 더 심한 허기와 식탐을 느끼게 됩니다. 약 없이는 일상생활이 어려워지는 '의존성'이 생기는 것입니다.

한방 다이어트의 원리는 어떻게 다를까요?

한방 다이어트는 이와 같은 강제적인 방식이 아닌, '몸의 균형 회복'을 목표로 합니다.

① 인위적인 억제가 아닌, '균형'과 '조절': 다이어트 한약은 단순히 식욕 중추 하나만을 억제하는 것이 아닙니다. 저하된 신진대사는 끌어올리고, 과도하게 항진된 식욕은 안정시키며, 부족한 기력은 보충해주는 등, 여러 약재가 조화롭게 작용하여 몸 전체의 균형

> 을 되찾아 줍니다.
> ② '체질 개선'을 통한 근본 원인 해결: 한약 다이어트의 최종 목표는 '살이 잘 찌지 않는 건강한 몸', 즉 체질 개선에 있습니다. 우리 몸 스스로가 식욕을 조절하고, 지방을 효율적으로 태울 수 있는 건강한 상태가 되면, 더 이상 약의 도움이 필요하지 않게 됩니다. 몸이 건강해지면서 자연스럽게 한약을 '졸업'하게 되는 것입니다.

"약효가 줄어든 것 같아요" – 혹시 내성 아닐까요?

간혹 다이어트 중에 "처음보다 약효가 떨어진 것 같다"고 느끼시는 분들이 있습니다. 이는 내성이 아니라, 다음과 같은 긍정적인 신호일 가능성이 높습니다.

> ① **몸이 건강하게 적응한 경우**: 치료 초반에 느껴졌던 강한 효과(심장이 뛰거나 열이 나는 등)가 줄어든 것은, 우리 몸이 개선된 대사 상태에 성공적으로 적응했다는 의미입니다.
> ② **처방 단계 조절이 필요한 경우**: 체중이 감량되면서 몸 상태가 달라졌기 때문에, 현재 몸에 맞는 다음 단계의 처방으로 조절이 필요한 시점이라는 신호입니다.

결론적으로, 다이어트 한약은 우리 몸의 기능을 억지로 바꾸는 것이 아니라, 원래의 건강한 상태로 되돌려놓는 것을 돕는 치료법입니다. 따라서 내성이나 의존성에 대한 걱정 없이, 안심하고 건강한 다이어트를 시작하셔도 괜찮습니다.

Q14 한약 다이어트의 평균 비용은 얼마인가요? 가격이 저렴한 약과의 차이가 뭔가요?

A 다이어트를 결정할 때 비용은 당연히 중요한 고려 사항입니다. 투명하게 말씀드리면, 다이어트 프로그램은 어떻게 구성하느냐에 따라 비용이 달라질 수 있습니다.

저희 한의원은 한 달 기준 10만 원대 프로그램부터 시작하며, 환자분의 목표와 필요에 맞춰 다양한 선택지를 제공하고 있습니다. 프로그램은 기본 다이어트 한약 처방부터, 효과를 더욱 높여주는 약침 시술, 관리시술 등을 어떻게 조합하느냐에 따라 구성과 비용이 달라집니다.

가격 차이는 왜 발생할까요?

시중에 저희보다 훨씬 저렴한 다이어트 한약도 분명 존재합니다. 가격 차이가 나는 데에는 몇 가지 이유가 있습니다.

> ① **처방의 구성 (보약 성분의 차이)**: 가장 큰 차이점입니다. 일반적으로 가격이 저렴한 약들은 식욕 억제나 단순 체지방 분해에만 초점을 맞춘 약재 위주로 구성될 수 있습니다. 반면, 저희의 다이어트 한약, 특히 프리미엄 라인은 단순히 살만 빼는 것이 아니라 다이어트 중 저하될 수 있는 기력을 보충하고, 몸의 부족한 부분을 채워주며, 체질을 근본적으로 개선하는 고가의 '**보약(補藥)**' 성분이 충분히 포함되어 있습니다.
>
> ② **약효와 비용을 모두 잡은 조제 방식의 차이**: 저희는 대량으로 약을 만드는 공장식 원외탕전실 시스템 대신, **원내에서 직접 약을 조**

> **제**합니다. 다소 번거롭고 효율은 떨어지더라도, 약효를 최대한 보존하고 높이는 방식을 고집하기 위함입니다. 예를 들어, 고열로 약재의 유효 성분을 파괴하는 대신 '진공건조방식'을 사용하고, 복용과 흡수가 용이하도록 **'크기가 작은 환약'** 형태로 정성껏 조제합니다. 오히려 이렇게 직접 조제하기 때문에, 유통 과정을 줄여 고가의 보약 성분을 충분히 넣고도 합리적인 비용으로 제공해드릴 수 있습니다. 이러한 차이가 결국 다이어트 효과와 만족도의 차이를 만들어냅니다.

가장 중요한 것은 '나에게 맞는 꾸준함'입니다.

솔직히 말씀드리면, 비싸고 좋은 약이 더 빠르고 건강한 다이어트에 도움이 되는 것은 사실입니다. 하지만 저희는 무조건 비싼 프로그램만을 권하지 않습니다. 다이어트에서 가장 중요한 것은 '환자분의 경제적 상황에 맞는 프로그램을 선택하여, 포기하지 않고 꾸준히 노력하는 것'이기 때문입니다.

저렴한 약이라도 환자분의 의지와 노력이 더해진다면 충분히 좋은 결과를 낼 수 있습니다. 저희와의 상담을 통해 현재 나의 몸 상태와 경제적 여건에 가장 적합한 프로그램을 함께 찾아나가는 것이, 다이어트 성공의 가장 현명한 첫걸음이 될 것입니다.

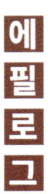

다이어트, 내 몸과 화해하는 여정의 시작

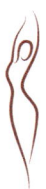

이 책을 덮는 당신은, 아마도 다이어트라는 긴 여정의 출발선에 서 있거나 혹은 그 길 위에서 잠시 숨을 고르고 있을 것입니다. 이 마지막 장을 통해, 그 길을 걸어갈 당신에게 가장 중요한 마음가짐에 대해 이야기하고 싶습니다.

혹시 '나는 왜 이렇게 의지가 약할까?', '남들은 쉽게 빼는 것 같은데 왜 나만 힘들까?'라며 자책해 본 적이 있으신가요? 하지만 기억해야 합니다. 오늘날 우리가 겪는 비만 문제는 단순히 개인의 의지 문제가 아닙니다. 이는 수렵과 채집을 하며 굶주림에 대비하도록 설계된 우리의 '유전자'와, 언제 어디서든 고칼로리 음식을 손쉽게 얻을 수 있는 '현대 사회' 사이의 거

대한 부조화에서 비롯된 현상입니다. 우리 몸은 여전히 생존을 위해 에너지를 비축하려 하는데, 세상은 우리에게 끊임없이 과잉 에너지를 공급하고 있는 것입니다.

이러한 환경 속에서 '쉽게 얻는 것은 쉽게 잃는다'는 말은 다이어트의 가장 중요한 진리일지도 모릅니다. 단기간에 굶어서, 혹은 특정 약물에만 의존해서 뺀 체중은 우리 몸이 잠시 속아 넘어간 것일 뿐, 근본적인 변화가 아니기에 금세 원래대로 돌아오고 맙니다.

그래서 다이어트는 일시적인 체중 감량 이벤트가 되어서는 안 됩니다. 이 시대에 맞춰 나의 삶의 방식을 바꾸고, 평생에 걸쳐 건강을 유지하는 지혜를 배우는 과정이어야 합니다. 노력 없이 얻을 수 있는 것은 없지만, 올바른 노력은 결코 우리를 배신하지 않습니다.

저희의 다이어트 한약은 바로 그 지점, 당신의 삶에 아주 조심스럽게 스며들고자 합니다. 약의 힘으로 당신의 몸을 강제로 바꾸려는 것이 아닙니다. 다만, 당신이 건강한 식단을 선택하고, 몸을 움직일 수 있는 최소한의 활력을 불어넣어 주며, 폭발하는 식욕과 싸우느라 소모했던 에너지를 아껴주고자 합니다. 한약은 당신의 지친 몸과 마음을 잠시 부축해주는 '조력자'의 역할을 할 뿐입니다.

부디 이 책을 통해, 그리고 저희와의 인연을 통해, 다이어트가 더 이상 나 자신과의 고통스러운 싸움이 아니기를 바랍니다. 내 몸의 소리에 귀 기울이고, 지금의 환경 속에서 건강하게 살아가는 법을 배우며, 내 몸과 진정으로 화해하는 여정이 되기를 진심으로 응원합니다.

적절한 체중 유지는 단순히 외모를 바꾸는 것을 넘어, 수명을 연장하고 삶의 질을 바꾸는 가장 현명한 투자입니다.

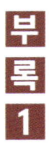

부록 1

저자의 다이어트 한약 조제실을 소개합니다

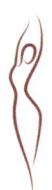

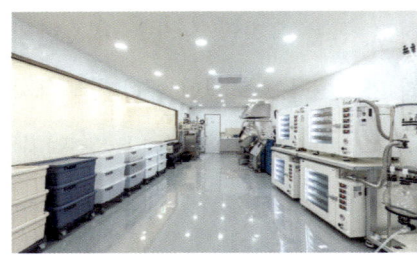
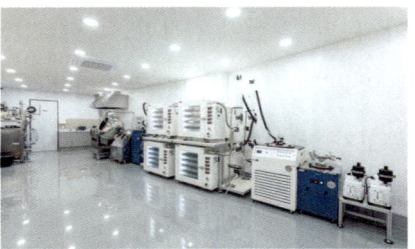
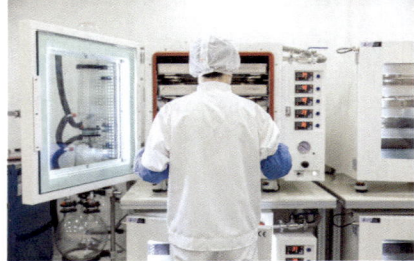
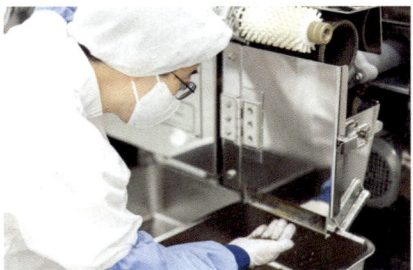

(조제실 사진)

이 책을 마무리하며, 제 다이어트 진료의 심장과도 같은 공간인 조제실에 대한 이야기를 드리고자 합니다.

처음 다이어트 한약을 직접 만들어야겠다고 결심했던 10년 전의 어느 날이 생각납니다. 기성 처방으로는 제가 원하는 효과를 낼 수 없었기에, '세상에 없는, 최고의 다이어트 한약'을 만들겠다는 목표 하나만으로 한의원의 작은 방에서 연구를 시작했습니다.

아무것도 없는 맨땅에서 시작이었습니다. 그 과정에서 확립한 **원칙은 '최고의 효과를 낼 수 있는 제형이되, 모든 과정을 100% 내가 컨트롤할 수 있어야 한다'는 것**이었습니다. 시중의 타블렛이나 캡슐 형태는 외부 업체에 대량 생산을 맡겨야만 하는데, 이는 제 독자적인 처방의 완성도와 약효를 100% 제어할 수 없게 만들어서 포기했습니다.

결국 도와주는 사람 하나 없이 혼자서 수많은 자료를 뒤지고, 각종 기계를 구매해 테스트하며 수없는 시행착오를 겪었습니다. 약재의 미세한 배합 비율에 따라 약효가 어떻게 달라지는지, 어떤 제형이 가장 복용하기 편하고 흡수율이 높은지, 그 모든 답을 제 몸으로 직접 부딪히며 하나씩 알아갔습니다.

그 고된 과정을 버티게 해준 단 하나의 원칙은 '내 가족이 먹을 수 있고, 스스로에게 떳떳한 약을 만들자'는 것이었습니다. 이 신념을 지키기 위해, 더 큰 한의원으로 이전하며 제환실 시설과 최신 기기를 도입하는 데 수억 원의 투자를 아끼지 않았습니다.

누가 알아주지도 않고, 겉으로 표가 나는 일이 아닐지도 모릅니다. 하지만 제 환자에게는 제 이름 석 자를 건 최고의 한약을 드려야 한다는 신념이 있었기 때문입니다.

지금 여러분이 보고 계신 이 공간, 그리고 이곳에서 만들어지는 작은 환약 하나하나는 바로 그 신념의 결과물입니다. 겉으로 보기엔 똑같아 보이는 환약일지 몰라도, 그 속은 완전히 다릅니다. 지난 20년간의 진료 경험과 노하우, 최고의 시설과 최신식 기계, 그리고 세상에 단 하나뿐인 저만의 처방이 이 작은 환약 안에 모두 담겨 있습니다.

제 이름과 자부심을 걸고 조제한 이 한약이, 여러분의 건강한 다이어트 여정에 가장 든든한 동반자가 되어줄 것이라 약속드립니다.

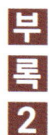

마이플한의원의
특별한 다이어트 한약을 소개합니다

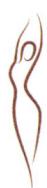

　이 책을 통해 우리는 비만의 원인이 단순히 많이 먹는 것이 아니라, 우리 몸의 대사와 호르몬, 순환 시스템이 무너진 '질병' 상태임을 알아보았습니다. 그리고 그에 대한 해답이 바로 '체질 개선'에 있음을 이야기했습니다.

　이 마지막 장에서는, 제가 지난 20년간의 임상 경험과 연구를 통해 바로 그 '체질 개선'을 목표로 개발한, 저희 마이플한의원의 두 가지 핵심 다이어트 한약을 소개해 드리고자 합니다.

1. 공비진약 (共飛進躍)

"다이어트 한약, 특허 기술을 만나다"

'공비진약'은 단순히 경험에 의존한 처방이 아닌, 대한민국 특허청으로부터 정식으로 등록 결정된 발명품(특허 제 10-2865645호)입니다. 황제의 보약 '공진단' 성분을 활용하여 특허받은 다이어트 한약은 공비진약이 유일합니다. 이는 다이어트 과정에서 필연적으로 발생하는 기력과 면역력 저하를 방지하고, 체지방 감량 효과는 극대화하는 신개념 하이엔드 다이어트 한약입니다.

무엇이 공비진약을 특별하게 만들까요?

- **'빼는 약'과 '채우는 약'의 황금 비율**: 공비진약은 체지방 분해를 촉진하는 다이어트 약재군(마황, 산삼 등)과 황제의 보약 '공진단'(사향, 녹용, 산수유, 당귀)을 정교한 비율로 배합한 세계 최초의 다이어트 한약입니다. 이를 통해 살을 빼는 동시에 원기를 보강하여, 지치지 않는 건강한 다이어트를 가능하게 합니다.
- **특허받은 '진공저온 건조방식'**: 공진단의 핵심 약재인 사향과 녹용은 열에 매우 취약하여, 고온에서 약효가 쉽게 파괴됩니다. 공비진약은 이러한 약효 손실을 막기 위해, 열을 가하지 않고 저온의 진공 상태에서 건조하는 특허 기술을 적용하여 약재의 효능을 100% 가깝게 보존합니다.
- **장 건강을 위한 '유산균 배양액' 첨가**: 다이어트의 성패를 좌우하는 '제2의 뇌', 장 건강을 위해 특수 배양한 유산균 배양액을 더했습니다. 이는 장내 유익균을 공급하고 대사 활동을 원활하게 돕는 현대적인 접근 방식입니다.

[공비진약 라인업]

등급	주요 성분	핵심 효과	이런 분에게 추천합니다
공비진약 스탠다드	목향 공진단 + 마이컷 프리미엄	• 강력한 다이어트 효과 • 근본적인 체력 보강 • 체질개선	"다이어트만 하면 너무 지쳐요." 체력 저하와 체질개선을 함께 개선하며 건강하게 감량하고 싶은 분
공비진약 플러스	사향 공진단 + 마이컷 프리미엄	• 강력한 다이어트 효과 • 강력한 심신 안정, 스트레스 완화 • 수면의 질 개선, 항노화	"몸과 마음을 모두 회복하고 싶어요." 스트레스성 폭식, 불면, 불안감을 동반한 다이어트나 최상의 컨디션 회복을 원하는 분

2. 마이컷 (MYCUT)

"나에게 맞춰 시작하는, 가장 대중적인 다이어트 한약"

'마이컷'은 공진단 성분을 제외하고, 체중 감량에 최적화된 핵심 약재들로 구성된 마이플한의원의 스테디셀러 다이어트 한약입니다. 환자분의 목표와 몸 상태에 맞춰 세 종류로 나누어져 있어, 다이어트를 처음 시작하는 분부터 정체기를 극복하고 싶은 분까지 누구나 자신에게 맞는 약을 선택할 수 있습니다.

[마이컷 라인업]

등급	주요 성분	핵심 효과	이런 분에게 추천합니다
마이컷 스탠다드	기본 다이어트 약재	• 식욕 억제 • 포만감 상승	"일단 식사량부터 줄이고 싶어요." 다이어트 초기, 과도한 식욕 조절이 필요한 분
마이컷 플러스	+ 녹용	• 스탠다드의 모든 효과 • 신진대사 촉진 • 체지방 분해 가속	"이제 본격적으로 살을 빼고 싶어요." 정체된 신진대사를 깨워 효과적인 감량을 원하는 분
마이컷 프리미엄	+ 산삼	• 플러스의 모든 효과 • 만성 피로 회복 • 간 기능 및 호르몬 균형 개선	"기력 저하 없이 건강하게 빼고 싶어요." 잦은 다이어트나 피로 누적으로 지친 분

이 책을 통해 얻으신 지식과 함께, 당신의 몸에 가장 잘 맞는 저희의 다이어트 한약이 그 여정의 가장 든든하고 현명한 파트너가 되어줄 것이라 확신합니다.

한방으로 끝내는 다이어트의 비밀

초판 1쇄 인쇄 : 2025년 11월 11일

지은이 : 고창현
편집 기획 : 장광호
발행처 : 청춘미디어
출판등록 :2014년 7월 24일, 제 2014-02호
전화 : 010 9633 1751
메일 : Stevenjangs@gmail.com
https://chmediabook.com/

본 저작물의 저작권은 '청춘미디어'가 소유하고 있습니다.
저작권법에 의하여 한국내에서 보호를 받는 저작물이므로
무단전제와 무단 복제를 금합니다.

ISBN 979-1193-430064

책가격 14,900원